糖尿病・肝臓病の
名医がすすめる

知らなかった!
酢納豆の力

前 慶應義塾大学特任教授
栗原クリニック東京・日本橋院長
栗原 毅

アルソス

まえがき

混ぜるだけ！　サッとつくれて栄養満点。食前に食べるだけで、気になる肝機能、血圧も改善する。実は、それは「酢納豆」のことです。

食べ慣れている酢や納豆を食前に食べる手軽さもあり、私のクリニックに通院中の方々に紹介すると、「これならできる！」と積極的で、実際、食べてみると「思いのほか食べやすい」と上々の滑り出しでした。そして、患者さんに食べていただき始めて2年が経ち、肝機能、血糖値、血圧などが1カ月で改善することに、私自身も驚きました。

そのような経験から、発酵食品の代表格の酢と納豆をただ混ぜて食前に食べるだけで栄養満点、しかも、血糖・血圧・ついでに体重まで短期間で下がる、こんなスーパーフード「酢納豆」の魅力を本書でご紹介したいと思います。

では、なぜ、納豆にお酢をと考えたのか。私は、以前から血液の流れに興味を持っていました。そんな中で「血液サラサラ」、「血液ドロドロ」というフレーズが生まれました。血液をサラサラにするには、食生活がたいせつです。

そのためには、具体的に何を食べればいいのか。まずは、基本的なメニューの組み立て方を考えました。血液の流れをよくするのはもちろんのこと、すべての生活習慣病を予防できるような食事ができれば理想的です。

「あれも、これも」といわれても、みなさんに覚えていただくのは大変ですし、手軽に取り入れられるものでなければ毎日続けられません。そこで、まず、できれば毎日、食事に取り入れたい食べものを8品目選びました。その8品目が「オサカナスキヤネ」。そう、「お魚、すきやね！」です。

これは20年以上前から、私が提唱している食事の基本の覚え方です。毎食ちゃんと守れなくても、1日のトータルで考えます。オは「お茶」、サは「魚」、カは「海藻」、ナは「納豆」、スは「酢」、キは「キノコ」、ヤは「野菜」、ネは「ネギ」です。特にめずらしい食べ物は何ひとつなく、むしろ日本人が昔から食べていた和食の献立が想像できるラインナップです。

同時に、サラサラ食品のベスト10も検討してきました。MC-FANという擬似毛細血管モデルで実験を行い、血液流動性への効果が証明されたものが上位にランキングされています。できるだけ誰でも普通に入手できる食品を優先しました。

1位「酢（黒酢）」、2位「梅肉エキス」、3位「納豆」、4位「青背魚」、5位「黒豆」、6位「緑茶」、7位「トマト」、8位「玉ねぎ」、9位「ブロッコリー」、10位は意外にも「ビール」との結果になりました。

毎日取り入れたい食品と血液サラサラ食品の両方に登場している食材は何でしょう？

堂々、サラサラ食品のベスト10の1位の「酢」と3位の「納豆」が当てはまります。そこで、私の頭の中に「酢納豆」がひらめきました。

日本人が昔から親しんできた「酢」と「納豆」でつくる「酢納豆」。「酢納豆を食べて健康になれる！」。では、本当に酢納豆を食べるだけで、気になる症状が改善するのでしょうか？

酢納豆とは、納豆に酢を入れてしっかり混ぜるだけの簡単なおかずです。酢と納豆の栄養素を一緒に摂ることで、いろいろな健康効果が期待されています。

納豆のタレは、血糖値を上げる添加物が含まれていることが多く、タレの代わりにお酢を使うことで添加物や塩分の摂取も抑えられ、お酢の健康効果もあり一石二鳥です。栄養価の高い「ご飯のお供」を探している方にとって、酢納豆はおすすめのメニューです。

酢納豆と普通の納豆とでは、栄養価や効果に大きな差はありません。どちらも大豆たんぱく質や食物繊維、ビタミンB群などの栄養素が豊富に含まれています。

しかし、酢納豆には酢が加えられているため、酢酸やクエン酸などの有機酸がプラスされています。脂肪の分解や燃焼を促進したり、血液をサラサラにしたりする効果があるといわれています。また、酢納豆は酢の風味が納豆の臭みを消し、さっぱりとした食感になるため、納豆が苦手な方にも食べやすいというメリットがあります。

お酢には、いろいろ種類があります。どんなタイプの酢でも酢納豆はつくれます。お好みのお酢でつくってみましょう。クセのないさわやかさが好みであれば米酢などの穀物酢。フルーティーな味わいがお好みであれば、リンゴ酢やバルサミコ酢などの果実酢を使いましょう。

また、黒酢は、「健康酢」ともいわれるくらい、血液サラサラ効果が他のお酢より優れています。発酵の工程を壺の中で行い、1~2年かけて熟成させるため「壺酢」とも呼ばれています。アミノ酸やミネラルを豊富に含むため、コクがあり風味がいいものです。

では、酢納豆をいつ食べるのがいいのでしょうか。食事の前に食べれば、血糖コントロールや食べすぎ防止になります。食事中に食べれば胃酸の分泌量を増やし、消化をサポートしてくれます。また、小腹が減ったときに間食として食べるのもいいアイデアです。

たとえば、朝ご飯に酢納豆。今まで、お酢が健康にいいとわかっていても、つい飲み忘れてしまっていた方も毎日のお酢を手軽にとり続けられます。納豆好きでも独特のネバネバ感があるため朝食から外してしまう方にも、簡単で素早くできます。

酢納豆はお酢と納豆のいいとこ取りをしており、魔法のメニューといいたいくらいです。

本書をお読みいただき、ご自分の健康に対する関心を高めていただければ、うれしい限りです。

令和6年 9月

栗原 毅

『知らなかった！ 酢納豆の力』 目 次

PART 1 あなたがどうしてもやせられない理由 21

PART 2

「酢納豆」でやせる、血糖値が下がるのはなぜか　39

PART 3

「酢」にはこんな驚くべきパワーも

PART 4

「納豆」が生み出す、全身すべての健康効果！ 133

PROLOGUE

二大発酵食品「納豆」と「酢」を混ぜ1日1回食べるだけ

たったこれだけ① ―納豆―

納豆1パック。たれは加えません。
「果糖ブドウ糖液糖（異性化糖）」の入っているたれは使ってはいけません。

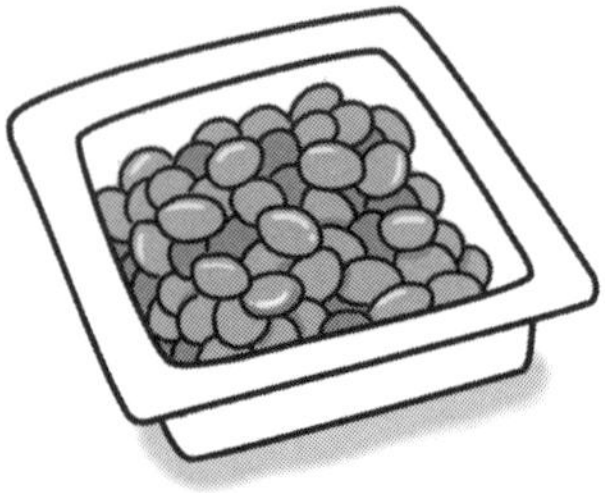

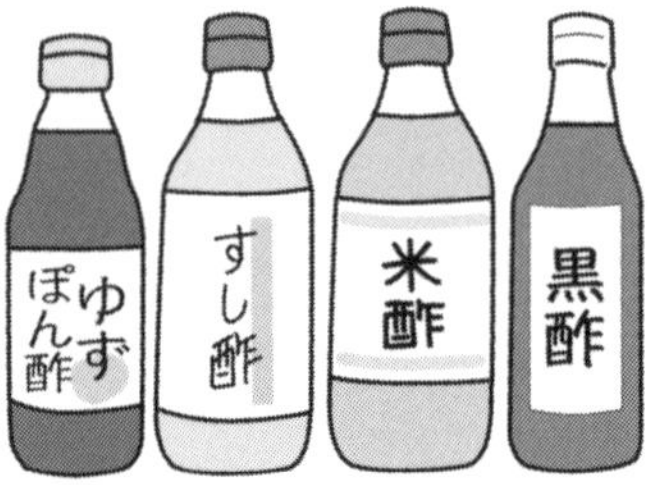

たったこれだけ② ―酢―

大さじ1。

酢の種類はたくさんありますが、なかでも必須アミノ酸の種類が多い「黒酢」がおすすめです。

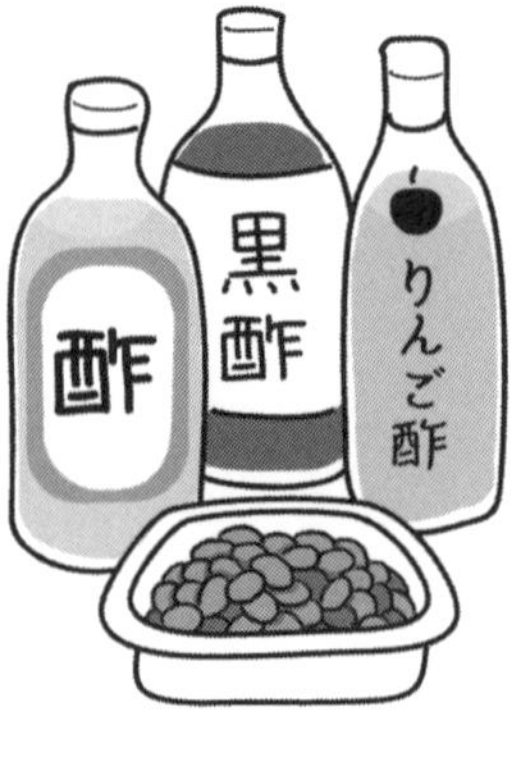

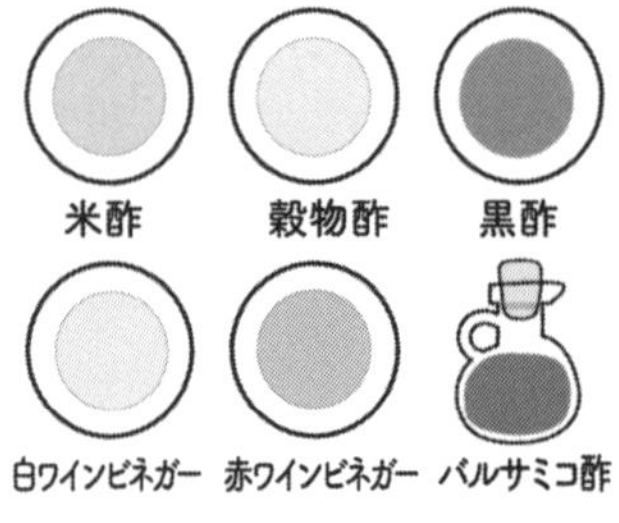

たったこれだけ③ ―混ぜる―

納豆を器に移したら酢を混ぜ合わせ、ふっくらするように混ぜます。

酢は、糖質含有量の少ないものを選ぶ必要があります。大さじ１杯（15㎖）中の炭水化物が１ｇ以下のものを選びましょう。

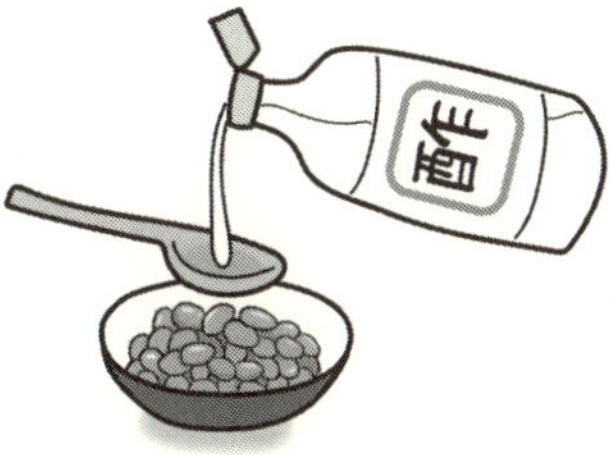

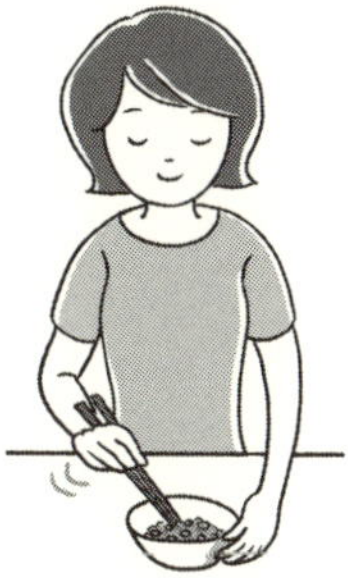

たったこれだけ④ ―食べる―

夕食の前に食べるだけ。

たったこれだけで効果が期待できます。

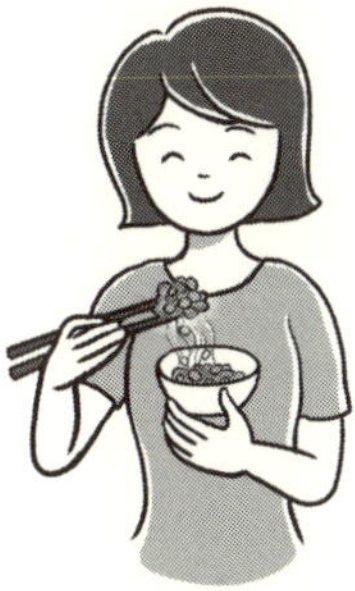

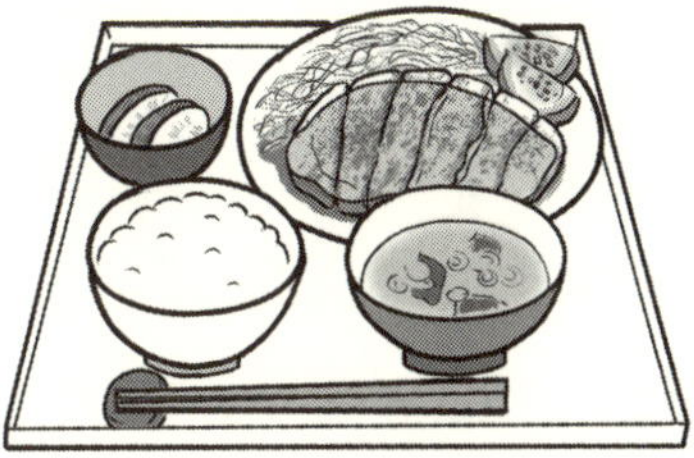

結果、こうなった！

―やせた！―

酢を毎日 15 mℓ摂った人は、やせられました。

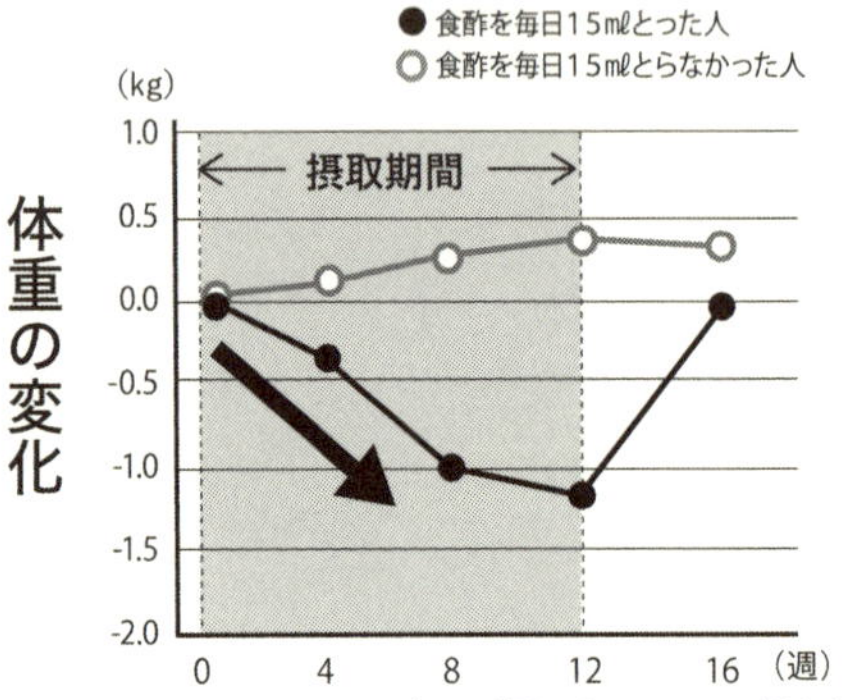

※ミツカングループ「酢の力」をもとに一部改変

―食後血糖値が高くならず、糖尿病を防げた！―

酢を毎日 15 mℓ摂った人は食後血糖値が高くならず、糖尿病を防げました。

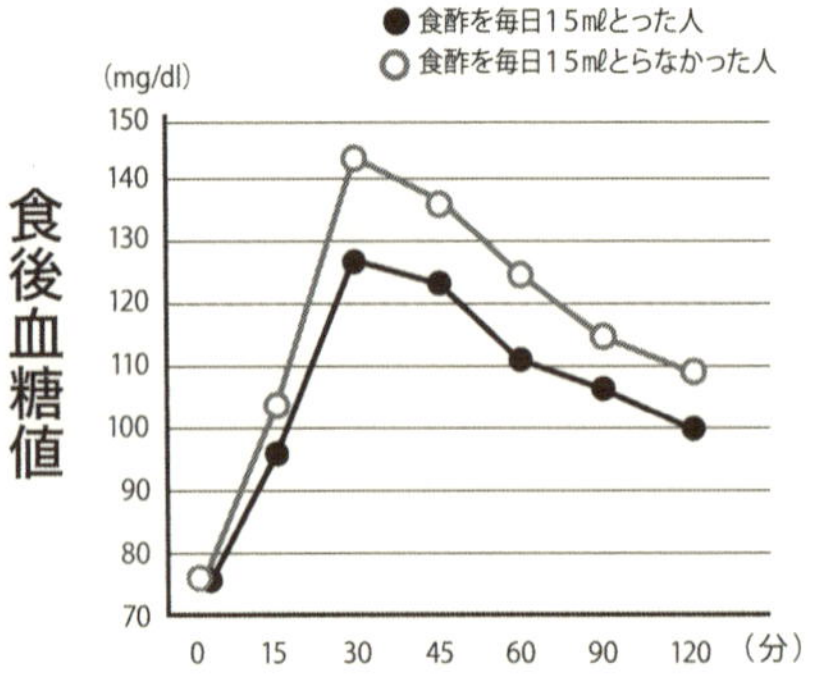

※ミツカングループ「酢の力」をもとに一部改変

「酢納豆」にプラスすると、さらに効果が上がる食材

玉ねぎ（血液サラサラ）

玉ねぎは酢との相性が抜群です。玉ねぎをみじん切りにしてざるに広げ、15分ほど置くと、血液サラサラ作用が高まります。

キャベツ（食物繊維）

キャベツのシャキシャキした食感が加わり、食物繊維も増え、便秘解消に役立ちます。キャベツをサッとゆでると甘味が増し、より食べやすくなります。

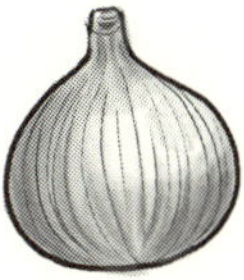

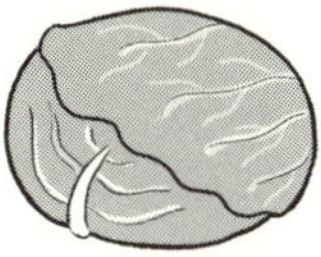

おろししょうが（血行促進）

しょうがは体を温めるとともに、血行をよくする効果をさらに高めます。ピリッとした辛味がうまみを高めてくれます。

冷ややっこ（たんぱく質たっぷり）

大豆加工食品の豆腐を加えることによってたんぱく質が増量されます。刻んだねぎやかつお節などをのせると、さらにおいしくなります。

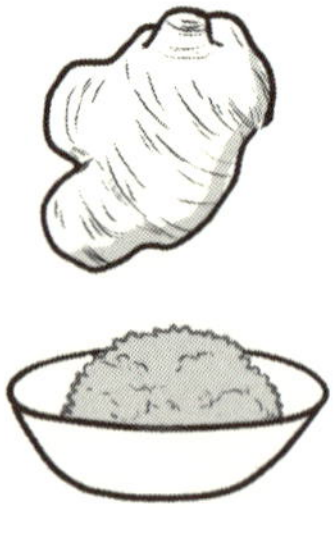

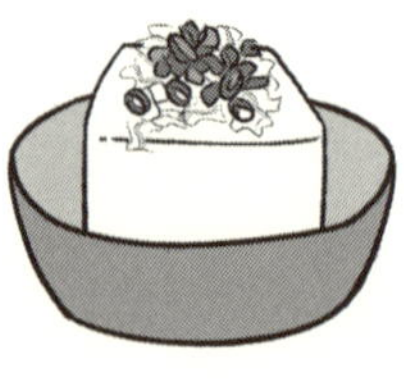

ぶつ切りマグロ（DHA／EPA）

魚のたんぱく質とともに、血液をサラサラにしてコレステロール値を下げ善玉コレステロールを増やすDHAとEPAが、たっぷり摂れます。

オクラ・メカブ・海苔（食物繊維）

食物繊維をたっぷり含むネバネバ食材のオクラ、メカブ、海苔などを組み合わせれば、腸の健康をキープでき、免疫力もアップします。

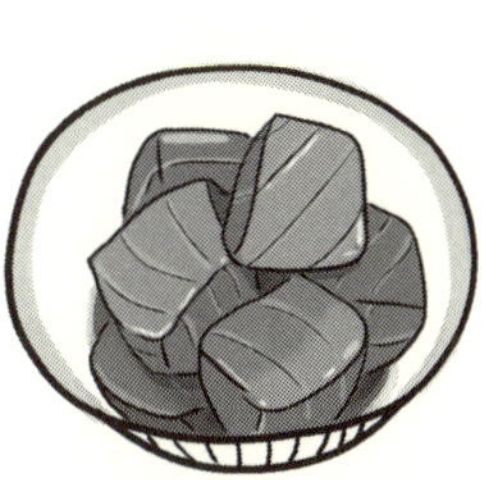

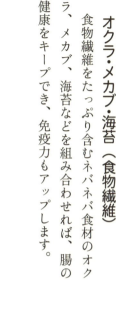

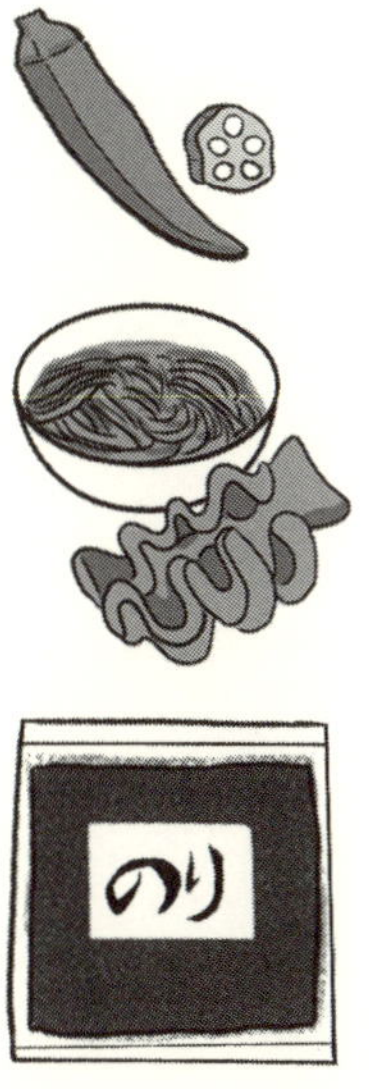

PART 1

あなたがどうしてもやせられない理由

あなたがやせられない、血糖値が下がらず糖尿病の危険にさらされるのはなぜ？

食べすぎて、カロリーオーバーになることが肥満の原因だと思っていませんか？

みなさんは、太りすぎは、カロリーが高いおいしいものを食べすぎてしまうからだと思っていませんか。

食べすぎてカロリーオーバーになることが、肥満の原因だと。

「カロリーを抑えた食事がヘルシー」と考えている人は少なくありません。

やせたい人の多くは、食品のカロリー表示を常に気にして食事を選んだり、肉を食べるときにはカロリーの高い脂身を残そうとしたりします。

その誤りとやせるための正しい食事について、これから解説を行いますが、その前に、クイズを3問お出しします。

この3つのクイズで、これまでの食生活の間違いに気がつくのではないでしょうか。

太りやすいのは、どっちでしょう。

Q

クイズ①

太りやすいのはどっち？

「豚の角煮」

VS

「かぼちゃの煮つけ」

A 答え／太りやすいのは……「かぼちゃの煮つけ」

豚の角煮

（豚肉 100g）

糖質
8.6g

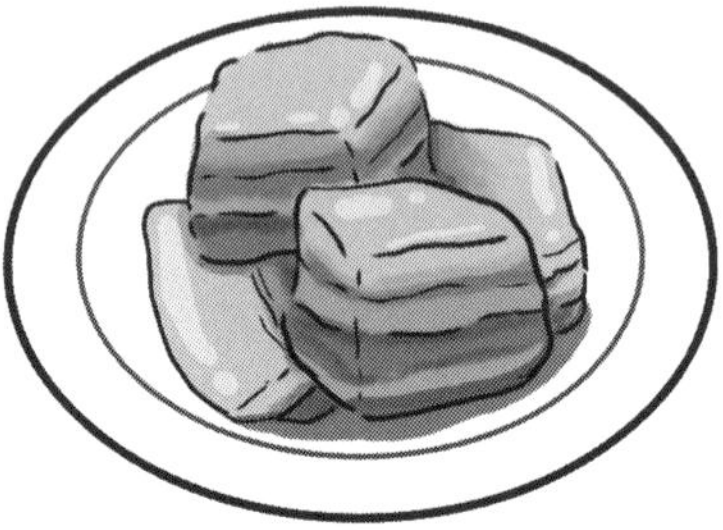

かぼちゃの煮つけ

（かぼちゃ 100g）

糖質
24.5g

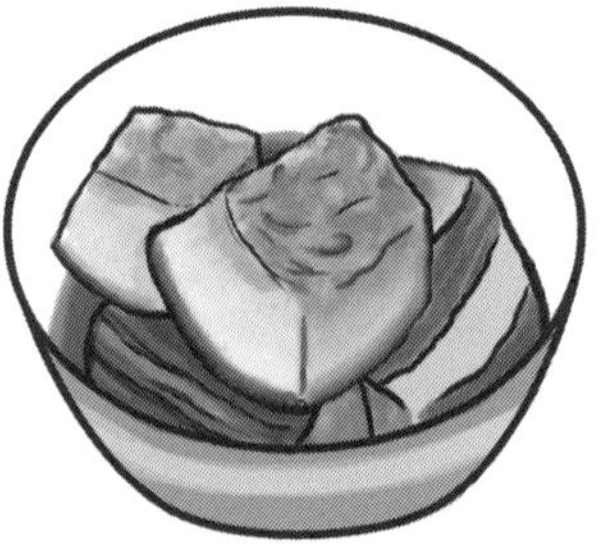

豚の角煮のほうが高カロリーですが、豚の脂は吸収に時間がかかり、血糖値を大きく上げることはありません。

一方、かぼちゃは糖質が多く、血糖値を急上昇させてインスリンの分泌を増やし、糖尿病の原因になりやすくなります。

Q

クイズ②

太りやすいのはどっち？

「ステーキ」

VS

「ざるそば」

A 答え／太りやすいのは……「ざるそば」

ステーキセット

糖質
41.6g

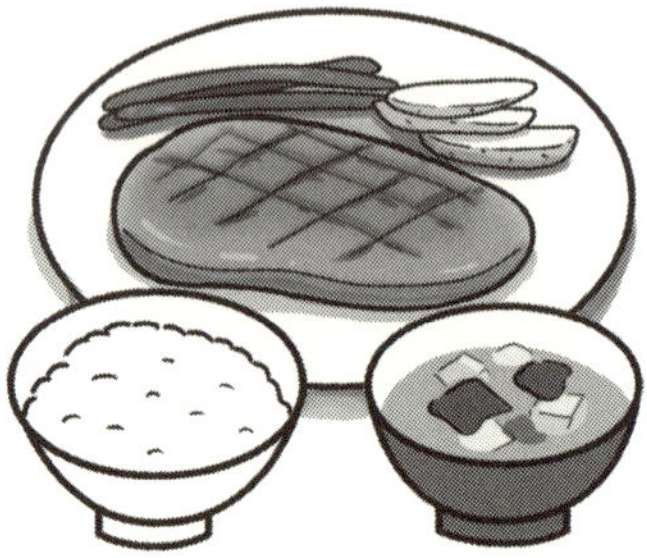

ざるそば

糖質
50.8g

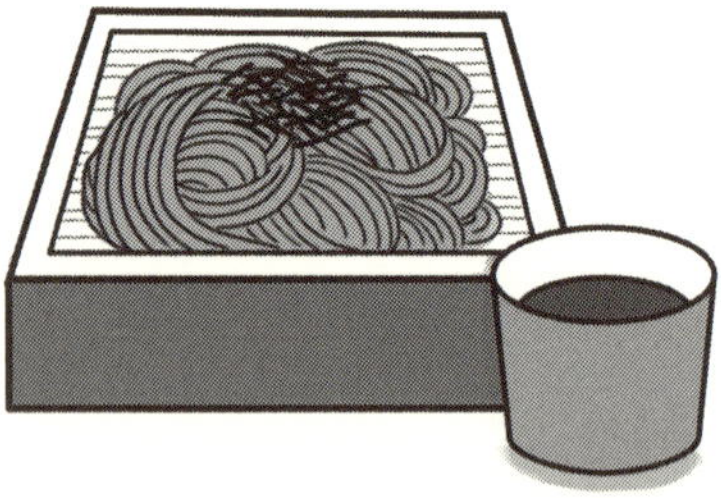

ステーキセットは、食べごたえがあるにもかかわらず糖質が少ない、おすすめメニュー。

糖質の多いざるそばを食べるよりも、肉や魚のおかずをしっかり食べたほうが、糖尿病の人にはいいのです。

Q

クイズ③

太りやすいのはどっち？

「ココア」

VS

「オレンジジュース」

A 答え／太りやすいのは……「オレンジジュース」

ココア
（1杯 150g）

糖質
10.7g

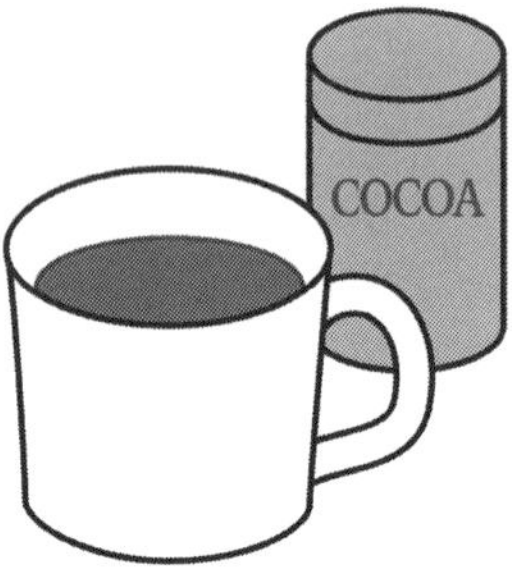

オレンジジュース
（1杯 200g）

糖質
21.4g

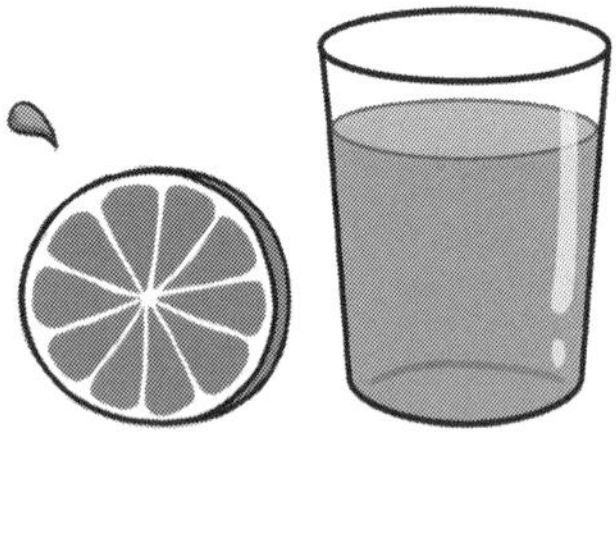

オレンジジュースで問題になるのは「果糖」です。

果糖は吸収されると、80％が脂肪につくり替えられ蓄えられてしまうので、糖尿病にはよくありません。

ココアはココアポリフェノールの作用で血糖値が上がりにくく糖尿病によい健康飲料です。

カロリーを気にする人ほど太っている。肥満の原因は糖質の摂りすぎ

日本人は糖質の摂取量が多い

多くの方々は、「カロリーを抑えた食事がヘルシー」だと考えています。ダイエット目的でカロリーを抑えようとしている人は、食品のカロリー表示を常に気にして食事を選んだり、肉の脂身を残そうとします。しかし、そうする人のほうが太っている場合が多いのです。カロリーや脂肪より、糖質の摂りすぎに注意すべきです。

私は1日の推奨糖質摂取量を、男性250g・女性200gに設定しています。

しかしながら、私とサッポロビールが共同で実施した調査では、すべての年代において、糖質摂取量が300gに近いか、それを超えていました（30ページ図参照）。

肥満の原因が糖質であることは、34ページでも解説しますが、三大栄養素の摂取バランスでも、日本人は炭水化物（糖質）が64％と多くなっています（31ページ左図参照）。これを50％に減らすことが肥満解消の秘訣といえます。カロリーを減らそうとするとエネルギーの大きな食品であるたんぱく質を削り炭水化物を多く摂るようになるので、糖質を摂りすぎてしまうのです。

年代別の糖質の摂取量

サッポロビールと共同で行った調査によると、日本人はどの年代でも糖質の摂取量が多いことがわかります。

1日の糖質推奨摂取基準量は男性250g・女性200gです。

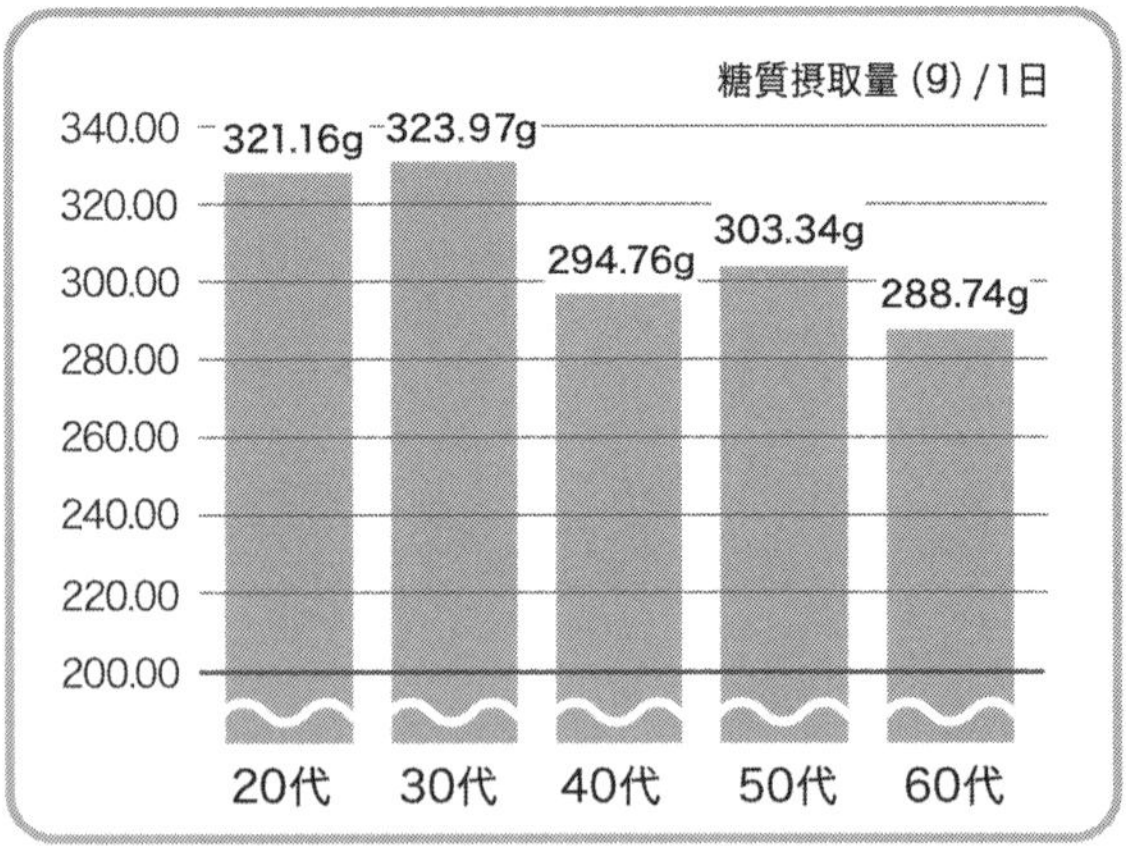

三大栄養素の理想的なバランスとは

三大栄養素をどれくらいずつ摂ればいいかを示したものをPFCバランスといい、厚生労働省はカロリーベースで下記の左の図を示していますが、私が推奨する理想のバランスは右の図に示すものです。

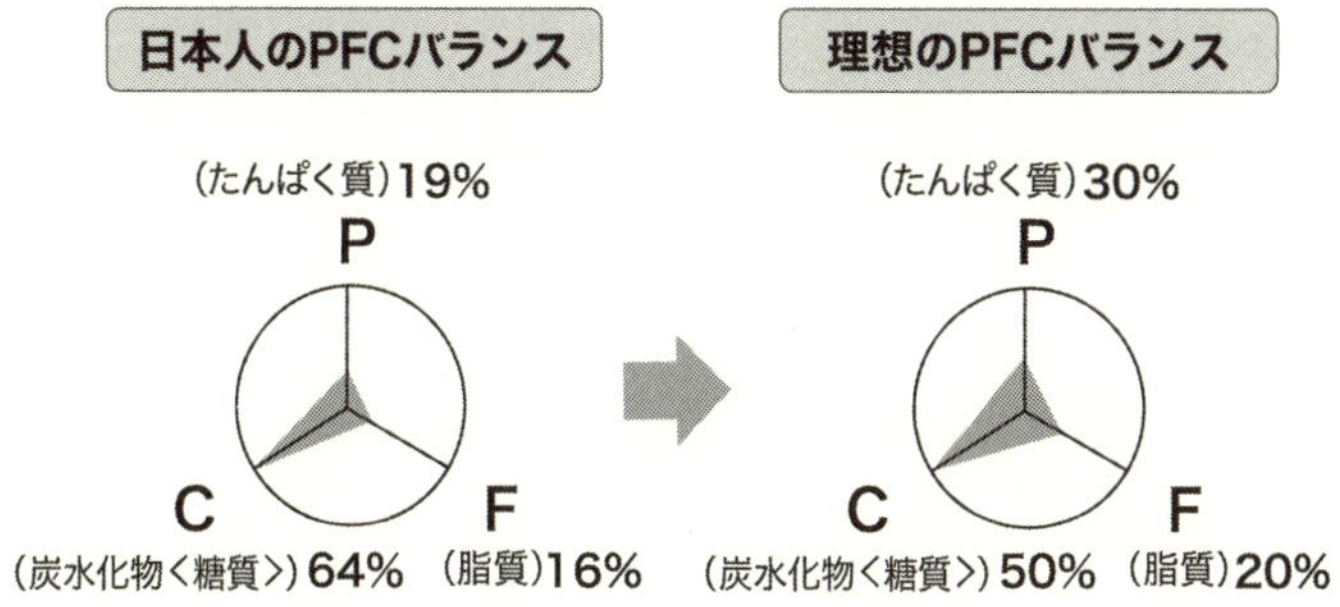

日本人は全エネルギーの64%を炭水化物（糖質）から摂っています。これを50%に減らすことが目標です。糖質を減らした分はたんぱく質と脂質でカバーします。

食後高血糖を上昇させる主役「糖質」は避けるべき

糖質を摂りすぎると食後高血糖になりやすくなる

太りすぎや糖尿病の食事療法を行う際に、「カロリー制限が必須」「肉や脂っこいものを避ければいい」などと考えてはいけません。

なぜなら、食後の血糖値を引き上げるのは糖質だからです。糖質は分解されてブドウ糖になり、すみやかに吸収されて血液に入り、たちまち血糖値を上昇させます。

一方、たんぱく質や脂質は、肝臓で分解されブドウ糖につくり替えることが必要で、血糖を上昇させるまでに時間がかかります。さらに、野菜や海藻、きのこなどは糖質がほとんどなく、糖質の吸収をゆっくりさせる食物繊維が多く含まれています。

つまり、血糖値を上昇させる主役は糖質なのです。

糖質を摂りすぎると食後高血糖になりやすくなります。

食後高血糖とは、食事から2時間経った後も血糖値が高い状態（140mg／dℓ以上）が続いていることで、放置すると太りすぎたり糖尿病になりやすくなったりします。

太りすぎや糖尿病の治療や改善には、糖質をなんとかすることが先決なのです。

食後高血糖

食後高血糖とは、食事から２時間が経った後も血糖値が 140mg/dℓ以上という高い状態が続くことです。

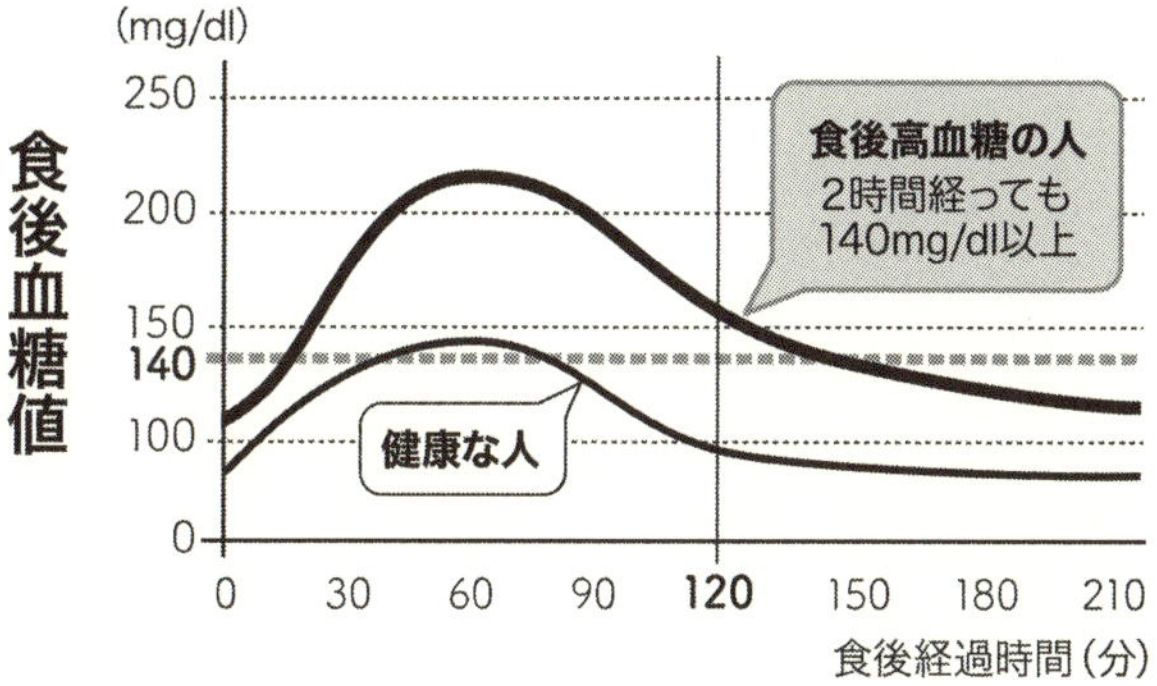

糖質を多く含む食品

糖質はブドウ糖に分解・吸収されて血液に入り、たちまち血糖値を上昇させます。

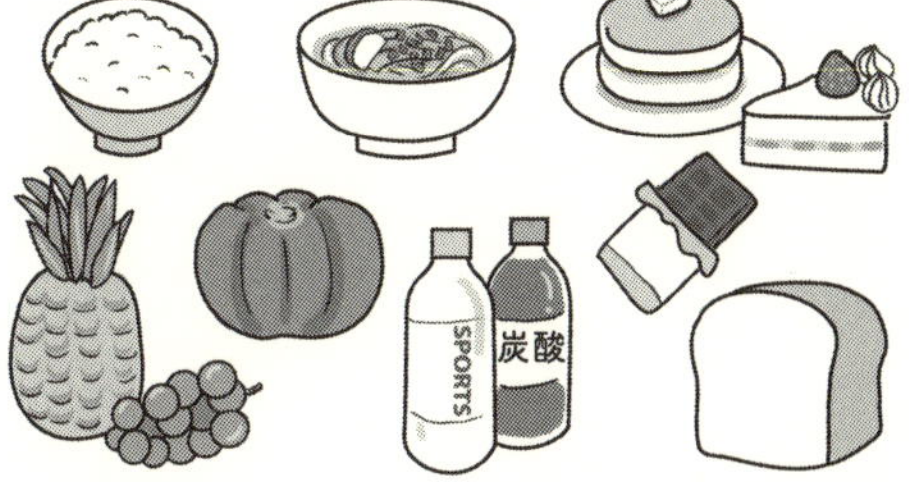

ご飯、パン、麺類、いも類、果物、お菓子、清涼飲料水には糖質が多く含まれています。

やせる食事は「カロリー制限」より「糖質ちょいオフ」

最初の目標は、糖質を10％減らすこと

私は太りすぎや糖尿病の改善に、「カロリー制限」ではなく「糖質制限」、それもマイルドに行う「糖質ちょいオフ」を推奨しています。理由は、「血糖値を上げる栄養素は糖質だけ」という事実のほかにいくつかあります。

まず、カロリーを減らそうとすると、脂質やたんぱく質も減らすことになるからです。脂質は活力の源で、腸の中では吸収を遅くして血糖値のコントロールに活躍する善玉です。また、たんぱく質はすべての臓器の構成成分で、たんぱく質なしには人間は生きていくことができません。

カロリー制限よりも糖質制限を推奨したいもうひとつの理由は、カロリー計算だけでは糖質が多い食事が成り立ってしまうということです。ご飯を減らしても、そのかわりにポテトサラダを食べたのでは、効果が上がりません。豚肉のしょうが焼きのかわりに、じゃがいもとにんじんの甘い煮物にしたのでは、逆に糖質が多くなります。

私が推奨している1日の糖質摂取基準量は、男性250g、女性200gです。

また、私が推奨している「糖質ちょいオフ」の最初の目標は、糖質を10％減らすことです。たったそれだけでかまいません。

まずは、ご飯、パン、麺を1割だけ減らしてください。ご飯なら、お茶碗を小さくするとか、盛り方を少し減らせばOKです。外食の際には、お店の人に「ご飯を少なめに」とお願いするようにしましょう。

主な食品の糖質量

穀類、いも類にはこれだけの糖質が含まれています。

穀類

食品名	100gあたりの糖質量（g）
フランスパン	58.2
もち	50.8
食パン	44.2
クロワッサン	51.2
ご飯（精白米）	34,6
ご飯（玄米）	32,0
スパゲッティ（ゆで）	28.5
そば（ゆで）	24.5
うどん（ゆで）	19.5

いも類

食品名	100gあたりの糖質量（g）
さつまいも（皮なし・蒸し）	30.3
じゃがいも（皮なし・蒸し）	15.1
長いも（水煮）	11.8
里いも（水煮）	10.2

ご飯（精白米）の糖質早見表

炭水化物で最も注意したいのは、ふだんのご飯の量です。お茶碗１杯、おにぎり１個がどれくらいの糖質量なのかを把握することが必要です。

食品名	量（g）	糖質量（g）
丼１杯	280	96.6
茶碗１杯	150	51.9
茶碗７分目	100	34.6
茶碗半分	75	30.0
おにぎり１個	100	34.6

※「日本食品成分表」より

フルーツに含まれる糖質は、みるみるうちに吸収され脂肪になる

甘い果物に糖質アップのワナ。フルーツスムージーは悪魔の飲み物

色とりどりの果物は、健康的な食品として評価が高く、ビタミンを多く含む新鮮な味は体をリフレッシュさせてくれるイメージがあります。しかしながら、フルーツに含まれる果糖という糖には大きな問題があります。

糖質は化学式によって単糖類、二糖類、多糖類の3つに分類できます。単糖類は最も単純な構造を持つ糖で、腸からすぐに吸収されます。フルーツの甘味の源である果糖は、この単糖類に分類され、消化という面倒なプロセスが必要ないので、食べた途端に素早く吸収されてしまいます。これが血糖値を急上昇させる原因になるのです。

たとえば、バナナ1本には約25gの糖質が含まれています。これはご飯半膳分に相当します。テニス選手が試合中に食べるのは、まさに素早いエネルギー補給です。せっかくご飯を減らしても、バナナを1本、余分に食べたのでは何の意味もありません。女性に人気のスムージーも注意が必要です。ミキサーで飲みやすくすることで、さらに糖質を吸収しやすくなります。複数の果物を使ったスムージーはいかにも健康によさそうですが、そうではないのです。

ダイエット中は避けたい果物

糖質の多い果物

種類	内容量	正味量（g）	糖質量（g）
柿	1個（200g）	182	26.4
ざくろ	1個（200g）	90	14.0
グレープフルーツ	1個（300g）	210	17.4
ぶんたん	1個（1kg）	500	46.0
バナナ	1本（200g）	120	25.3
ラフランス（西洋梨）	1個（200g）	170	15.6
マンゴー	半分（200g）	130	20.4
りんご	半分（125g）	115	14.6
ネーブル	1個（200g）	130	13.4
桃	1個（250g）	213	17.0
バレンシアオレンジ	1個（200g）	120	11.3
いよかん	1個（200g）	120	13.3
ぶどう	1房（100g）	85	12.2
梨	半分（150g）	128	10.4
すいか	1切れ（120g）	75	7.1

※『栗原式不老長寿大全』（栗原毅著・主婦の友社）より

コラム

「糖質ちょいオフ」簡単ひと工夫

糖質10％減をめざし、左のようなひと工夫を行いましょう。

糖質
10％減を
目標に！

「糖質ちょいオフ」で
推奨している
1日の糖質摂取基準量

男性	250g
女性	200g

「糖質ちょいオフ」の簡単ひと工夫

- ☑ ご飯は控えめにする。外食なら、あらかじめ「ご飯少なめ」と注文する
- ☑ 食事はゆっくり食べる
- ☑ 「野菜→おかず→スープ・みそ汁→ご飯」の順に食べる
- ☑ 甘いお菓子や甘味飲料を、糖の少ない別の食品に替える
- ☑ うどん、そば、せんべいなど
気づかずに食べていた糖質食品を知って、控えめにする

糖質をちょっと抑えながら、
大満足のおいしい食事を楽しみましょう。

※『一生、歩ける体は70歳からの食べ方で決まる』（栗原毅著・主婦の友社）より

PART 2

「酢納豆」でやせる、血糖値が下がるのはなぜか

二大発酵食品「酢」と「納豆」の驚くべき相乗効果

私のクリニックでは、酢納豆の評価がうなぎのぼり

私は、「酢納豆」のよさを、糖尿病の患者さんだけでなく、私のクリニックを訪れるみなさんにすすめています。

食べ慣れている酢と納豆を食前に摂るだけという手軽さもあり、みなさん、「これならできる!」と積極的に試されています。「思ったよりも食べやすい」と好評で、酢納豆の評価はうなぎのぼり。常食している患者さんにはすこぶるよい変化が現れていますし、私自身も予想以上の効果に驚いています。

酢納豆を摂っている患者さんの多くに効果が見られました。最後の章でよくなられた方々の例をご紹介します。

「酢」と「納豆」は身近で最強の組み合わせ

酢納豆の効果・効能のカギとなるのは、血液と血流です。血液は体内をめぐって、体に必要な酸素や栄養を届け、不要となった二酸化炭素を回収する運び屋です。免疫機能を司る白血球も血液に含まれています。この血液のはたらきによって、私たちの体は病気や感染症から守られている

のです。さらに、血液が全身を流れることで、体温の保護やホルモンのバランスをはじめ、さまざまな機能を維持するという役割もあります。

そして、生命維持の源である血液がしっかりと仕事をするカギは、血流にあります。体の末端である手先、足先へ血液を行きわたらせるためには、サラサラ状態でなくてはなりません。

血液の通り道・血管の9割以上を毛細血管が占めます。毛細血管は赤血球が一列に並んでやっと通れる細さしかなく、ドロドロ血液では血流が滞り、毛細血管の劣化が進む一方。健康な血液のためには、日々の食事〝血液サラサラ食材〟を積極的に摂ることがたいせつです。

糖尿病の人が血液ドロドロのまま放っておくと、糖尿病網膜症、糖尿病腎症、糖尿病神経障害などの糖尿病合併症を引き起こしてしまいます。

酢と納豆は、血流をよくする食品ランキングの上位の常連。次ページの「血液サラサラ食品ランキング」で、酢（黒酢）は1位、納豆も3位に入っています。

酢と納豆は〝血液サラサラ食材〟としてうってつけなのです。

酢と納豆は血液サラサラ食品

酢も納豆も血液サラサラ食品のトップクラス。血液サラサラ食品を摂っていると糖尿病網膜症、糖尿病腎症、糖尿病神経障害などの糖尿病合併症を防げます。

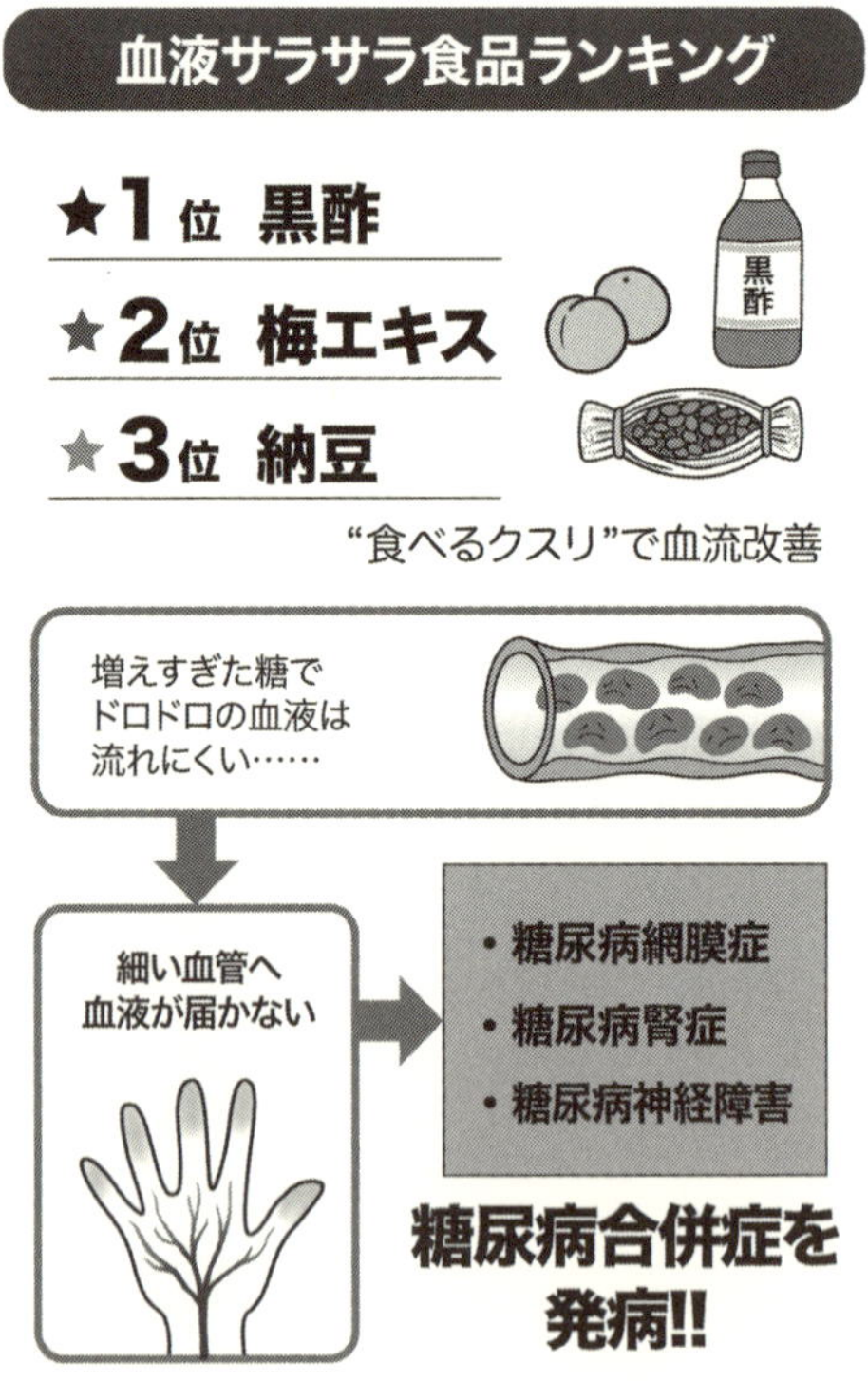

血液サラサラ食品ランキング
★1位 黒酢
★2位 梅エキス
★3位 納豆
黒酢
"食べるクスリ"で血流改善
増えすぎた糖で
ドロドロの血液は
流れにくい……
細い血管へ
血液が届かない
・糖尿病網膜症
・糖尿病腎症
・糖尿病神経障害
糖尿病合併症を
発病!!

酢は血糖値スパイクを抑制する

私が帯に推薦文を寄せたジェシー・インチャウスペ著『人生が変わる血糖コントロール大全』は、さまざまな食べもので「血糖値スパイク」を検証しています。血糖値スパイクは食後に血糖値が急上昇する現象で、酢についての研究結果をグラフにして次ページで紹介します。

食事の20分前にりんご酢大さじ1を入れた水を飲み、①オリーブ油のみのサラダ、②酢を加えたドレッシングをかけたサラダを食べた後、白米を摂取。両者を比較したグラフからは、②のほうが食後血糖値の上昇がゆるやかになっているのが見てとれます（44ページ参照）。酢入りドレッシングを摂った場合、酢を摂らなかった被験者よりも血糖値スパイクが31％も小さかったと報告しています。

酢が血糖コントロールに役立つのは明らかです。

そこで私は「サラダを納豆にすれば、より効果的に、より多彩な効能が得られる」と考えました。

納豆は酢と同じくらい栄養価が高く、効能豊か。発酵パワーも加わって、さらなる効果アップが期待できます。

また、血栓を溶かす作用がある納豆の酵素・ナットウキナーゼは有名です。加えて、水溶性食物繊維は大豆の約1・5倍も含有。水に溶けてゲル化した食物繊維が糖の吸収を抑えていると推測できます。

ナットウキナーゼは熱に弱く、50℃以上では酵素のはたらきが失われてしまいます。大豆たんぱくや食物繊維は失われませんが、血糖コントロールを考えた場合、熱々ご飯よりも酢納豆のほうが効率がよいのです。

酢入りドレッシングの効果

酢を加えたドレッシングをかけたサラダを食べた後に白米を食べると、食後血糖値の上昇がゆるやかになります。

①

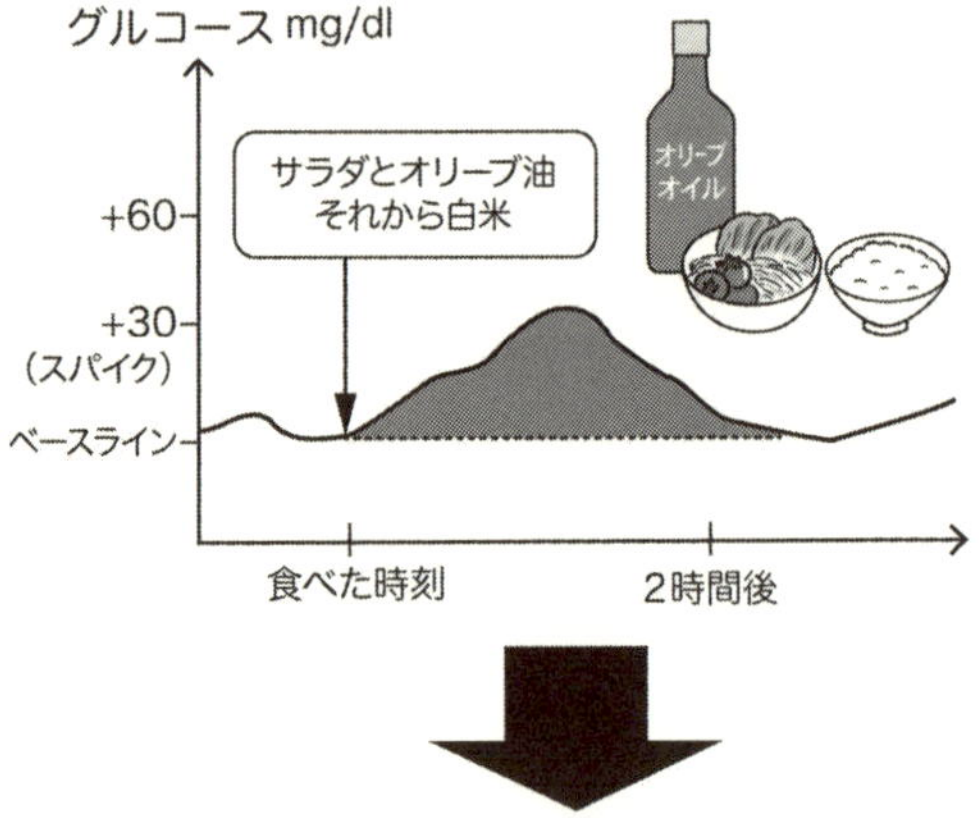

②

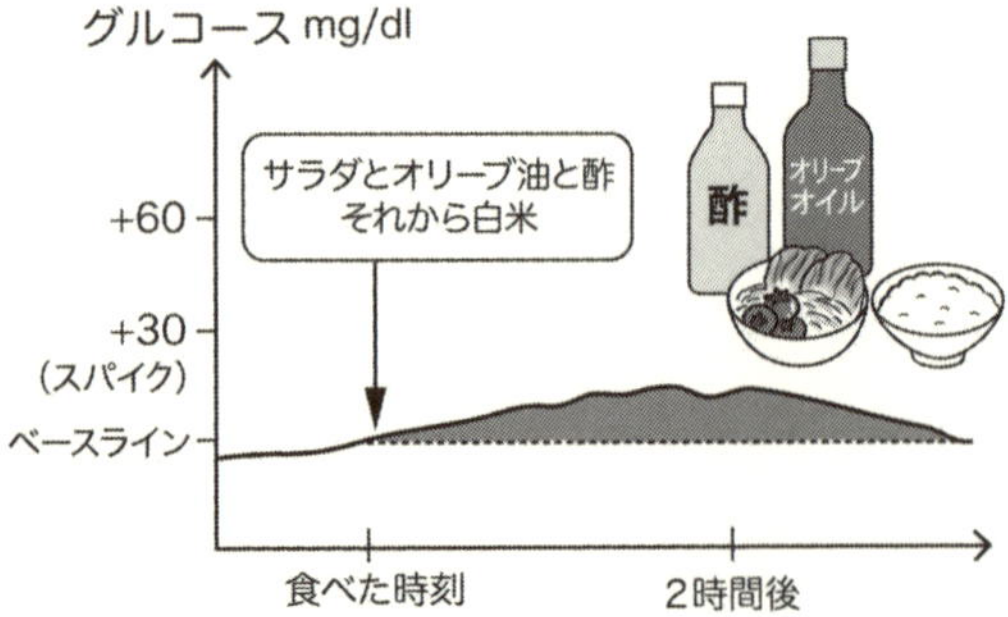

※『人生が変わる　血糖コントロール大全』（ジェーシー・インチャウスペ著・かんき出版）より

酢納豆を食べるベストタイミングは？

酢納豆は1日1回、食前に食べるのが基本です。

食事の20分前がベストタイムですが、直前でも問題ありません。納豆に酢をかけたらよくかき混ぜ、ふわふわになったら食べごろです。

納豆の材料である大豆は発酵によりやわらかくなっていますが、よく噛んで食べると、栄養素の消化吸収が高まります。たんぱく質を効率よく補え、筋肉量アップにつながります。

「酢納豆」にはやせる、血圧を下げる、肝臓の脂も落とすなど多彩な効能が

多くの人で有効性を確認

続いては糖尿病以外の気になる病気、不調について解説します。

実際に私が酢納豆をおすすめした患者さんの多くが、血糖値のほかに血圧や脂質、体重のコントロールなどで悩んでいます。

その方々が試された結果、ここでも多彩な効能を持つ酢納豆の活躍が見られました。

・酢納豆でやせた人が続出

・朝、酢納豆を食べると血圧が上がりにくくなる
・酢納豆で、脂質異常症が改善する
・酢納豆でアレルギーが緩和
・酢納豆で筋肉量がアップ

などの効果があることがわかったのです。

これから、それぞれの効果を説明します。

〈酢納豆相乗効果①〉酢納豆でやせた人が続出

酢納豆は肥満を抑制する

酢、納豆それぞれが優秀なダイエット食品であり、酢納豆は低カロリー高たんぱく質の糖質制限に適した一品。食前に食べるとお腹が落ち着き、過食が抑えられます。

酢には脂肪の燃焼を助け、余分な脂肪の蓄積を抑えるはたらきが期待できます。納豆に含有のビタミンB_2にも脂肪をエネルギーとして消費する作用があり、相乗効果で減量をサポート。加えて、便通を促す栄養素・マグネシウムと食物繊維も摂取可能。体内の老廃物を追い出し、代謝を高

めて太りにくい体づくりを応援します。

体重の変化

お酢を１日大さじ１（15㎖）を摂り、適度な運動をしたところ、お酢を摂らないグループと比べて大幅な減量効果が見られました。

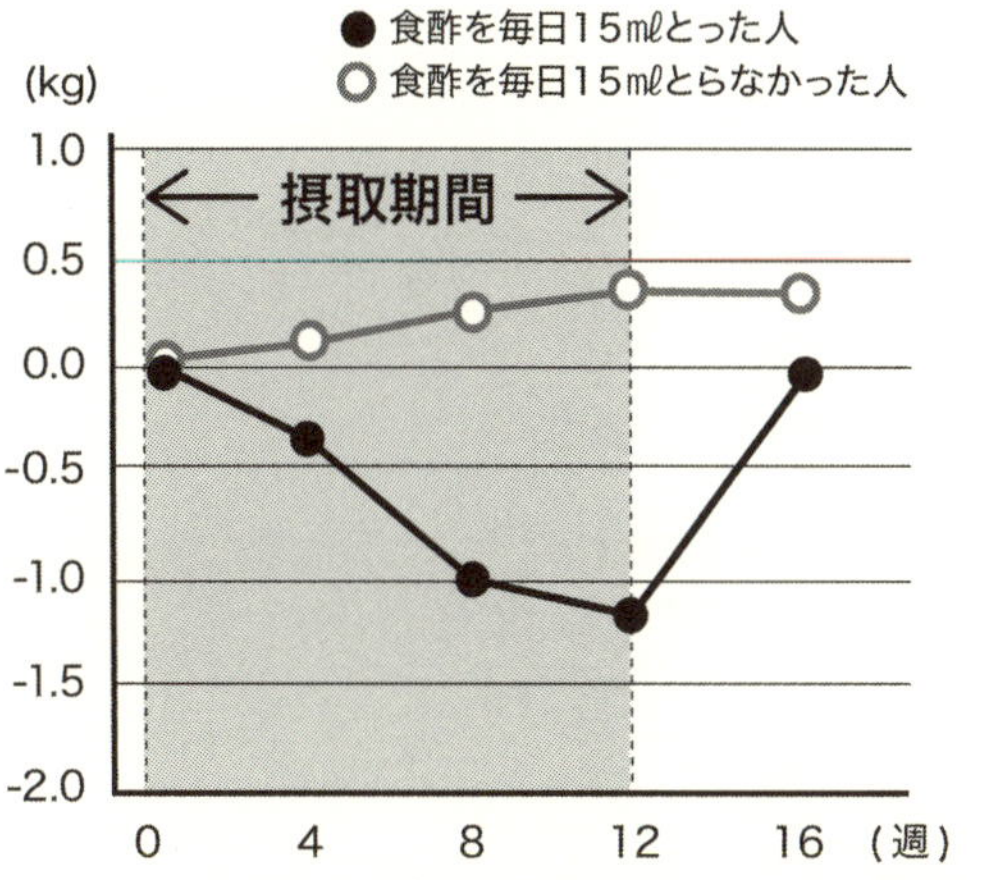

※ミツカングループ「酢の力」をもとに一部改変

〈酢納豆 相乗効果②〉
朝、酢納豆を食べると血圧が上がりにくくなる

酢納豆で血圧が安定する

酢の主成分である酢酸が血管を広げる物質・アデノシンにはたらきかけ、血圧の上昇を抑制します。

加えて、納豆特有の酵素・ナットウキナーゼの血栓（血のかたまり）を溶かすはたらき、ネバネバ成分・ムチンの血中の余分な糖、脂質の吸収をさまたげる作用によって、血液サラサラ効果をもたらします。

そのため、全身の血流が向上し、高血圧の予防に役立ちます。

最高血圧の変化

1日大さじ1（15㎖）の酢を継続摂取したところ、1カ月半で最高血圧（上の血圧）が平均15ミリ、最低血圧（下の血圧）が平均6ミリ低下。

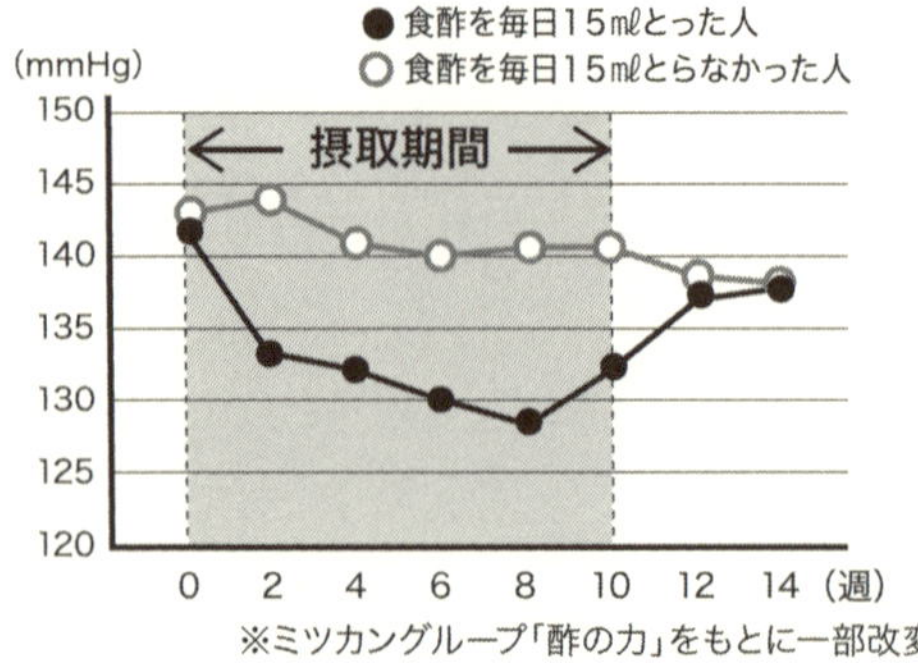

※ミツカングループ「酢の力」をもとに一部改変

〈酢納豆 相乗効果③〉酢納豆で脂質異常症を改善する

酢納豆が血管の脂落としを

脂質異常症は、血中に含まれるコレステロールや中性脂肪が基準より多い状態。酢の酢酸は体内でクエン酸に変換され、エネルギーをつくり出します。その際、中性脂肪やその原料となる糖を効率よく消費。また、クエン酸には悪玉（LDL）コレステロールの酸化を防いで超悪玉コレステロールの発生を防ぐはたらきもあります。

一方、納豆に含まれる大豆たんぱくも血液中の脂質を減らしてくれます。

納豆をよく食べる人は、食べない人に比べ、脳卒中で亡くなる確率が3割も少ないという研究結果も出ているほどです。

血中中性脂肪の変化

毎日大さじ1の酢を摂る臨床試験で、血液中の脂肪分・血中脂質（ここでは中性脂肪と血中総コレステロールをさす）の低下を確認。

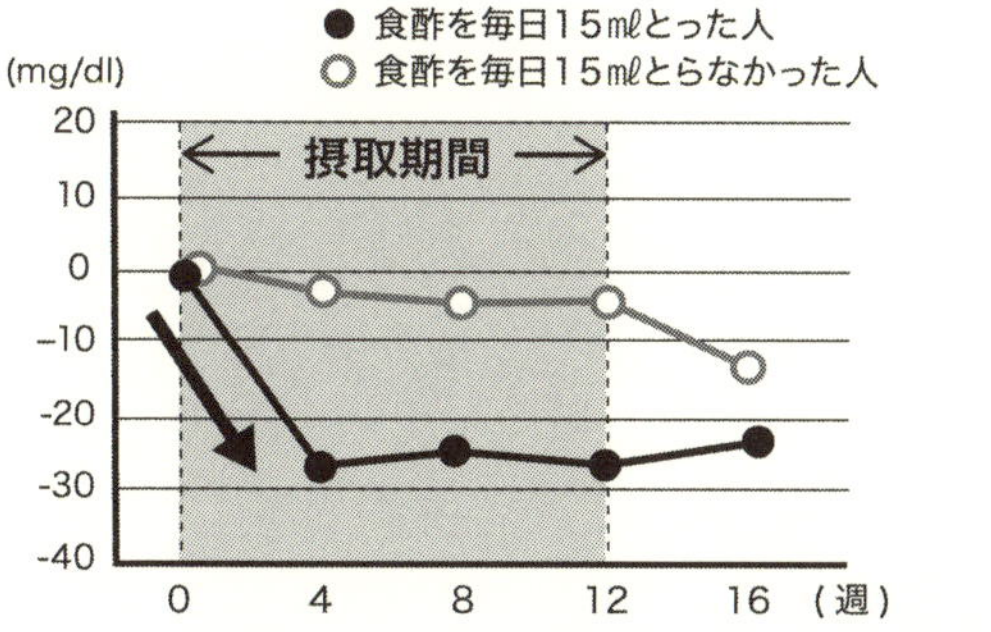

※ミツカングループ「酢の力」をもとに一部改変

〈酢納豆 相乗効果④〉
酢納豆でアレルギーが緩和

短鎖脂肪酸が予防・改善のカギ

酢の主成分・酢酸は、「短鎖脂肪酸」の一種で、腸内の免疫細胞にはたらきかけ、アレルギー改善をはじめとする、さまざまな作用を発揮します。しかしながら、体内での代謝・分解が早く、効果は一時的です。

そこで酢納豆の登場です。豊富に含まれる食物繊維が腸内細菌によって効率よく酢酸を合成するので、効果が長続きします。

ただし、大豆アレルギーのある方は注意が必要。比較的多い食物アレルギーですが、「大豆はダメでも納豆は大丈夫」という方も少なくありません。しょうゆやみそなど、大豆加工食品はたくさんあるので、自分が食べられる範囲をしっかり把握しましょう。

〈酢納豆 相乗効果⑤〉
酢納豆で筋肉量がアップ

加齢にともなう筋力低下に有効

酢と納豆は、ともに〝筋肉増やし〟に効果的です。

酢に含まれるアミノ酸は、傷ついた筋肉の修復を促すはたらきがあり、筋肉の増強につながります。筋力アップには、体内で合成されにくい必須アミノ酸が豊富な「黒酢」がおすすめです。

納豆には筋肉の材料となる良質のたんぱく質が多く含まれています。しかも、発酵によって消化がよく、すみやかに吸収されます。酢納豆は理想的な組み合わせといえるでしょう。

酢納豆は骨にもよい影響があります。納豆のビタミンKは骨にカルシウムをくっつけるはたらきを促し、酢がカルシウムの吸収を助けます。いつまでも歩ける足腰づくりに役立ちます。

「酢」の健康効果は紀元前から知られていた

酢は最古の調味料のひとつ。日本には5世紀に中国から

酢の効果については、古代の人々も気づいていたようです。

酢は紀元前5000年頃にはすでに使われ、メソポタミア南部のバビロニア（現在のイラク南部）では、デーツ（ナツメヤシの実）の果汁を材料に用い、質の良い酢がつくられていたといいます。酢は最古の調味料のひとつといえましょう。

日本では、5世紀に中国から酒と酢の醸造技術が伝えられ、和泉（現在の大阪南部）に定着しました。米を原料としてつくるこの酢は「いずみ酢」とも呼ばれました。江戸時代になって急速に発展し、元禄のころ、日本酒の酒粕から酢をつくる技術が愛知県の半田の醸造元で開発されます。その後、ご飯に酢を混ぜるようになって寿司が生まれ、江戸の食文化に関わったと考えられます。

明治時代になると、ヨーロッパからアルコール発酵や酢酸発酵の原理が伝わり、果実酢も生産されるようになり、現在は醸造酢が多く使われています。

酢の歴史

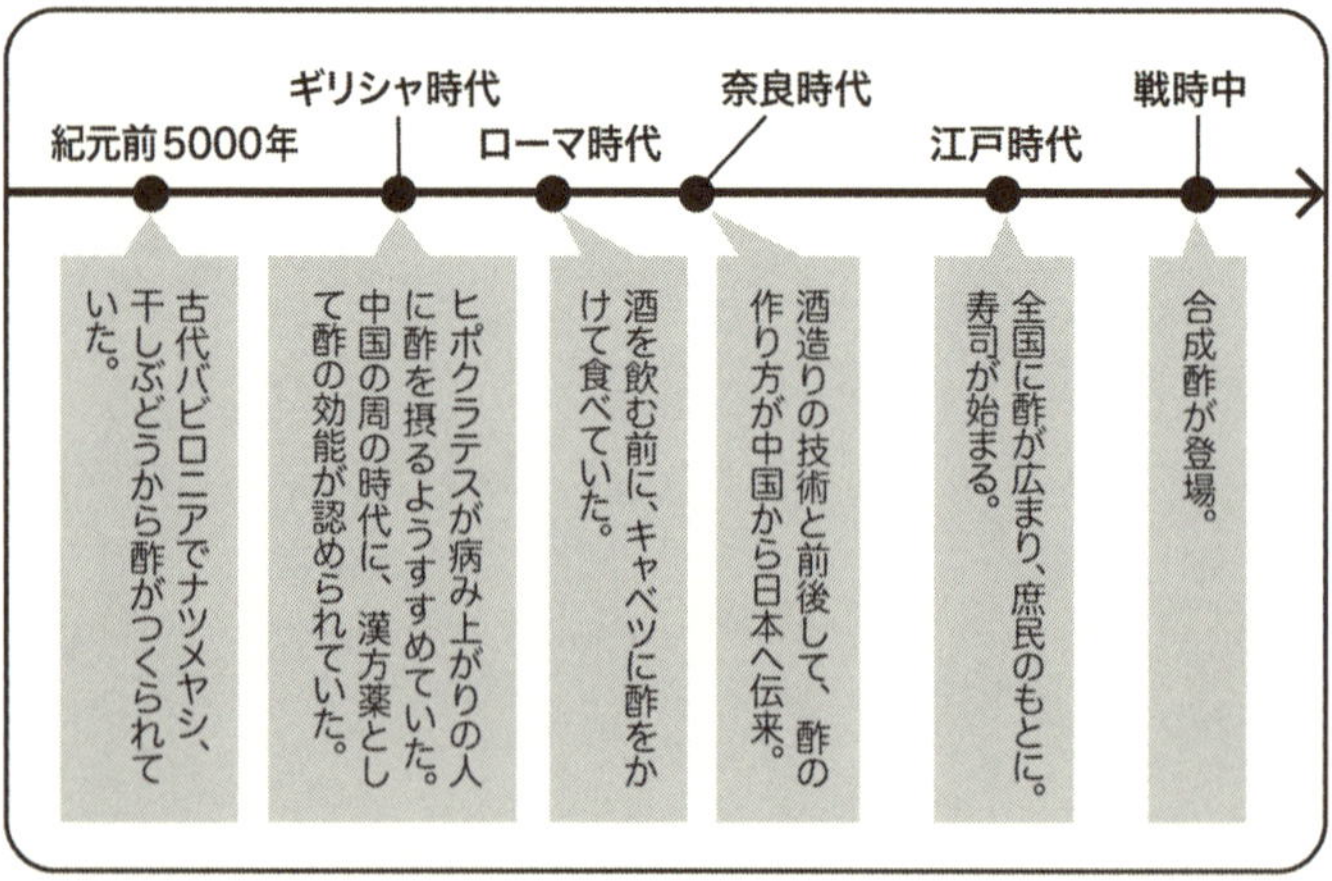

「醸造酢」はこのようにしてつくられる

主な原料は、米や麦などの穀物や、りんごやぶどうなどの果実

酢は、米や麦などの穀物や、りんごやぶどうなどの果実を主な原料としてつくられます。これらの主原料をアルコール発酵させる工程と、酢酸発酵させる工程を経て、その後、熟成期間が設けられます。熟成期間は早ければ数カ月ですが、数年にも及ぶことがあります。長い年月熟成すると、非常に濃厚で芳醇な味わいの酢が出来上がります。特にぶどうが原料のバルサミコ酢などは二十数年熟成させます。

米酢の作業工程を説明すると——。

①精米し、米を蒸す

精米の時点で味や香りに差が生まれるようで、酢の醸造会社が念入りに工夫しているとのこと。精米後に、洗って水に浸し、長時間蒸す。

②麹づくり

蒸し上がった米を冷まして麹菌をまぶす。室温と湿度を一定に保った麹室で、固まった米

粒を手で何度もほぐす。麹菌はたんぱく質をアミノ酸に分解する「プロテアーゼ」や、でんぷんを糖に分解する「アミラーゼ」、脂質を分解する「リパーゼ」をはじめ、たくさんの酵素を生成する。これらの酵素のはたらきによって、素材がやわらかくなったり、発酵食品ならではのうまみや甘味が引き出されたりする。

③酒母《しゅぼ》を仕込む

小さなタンクに水と冷ました麹を入れ、酒造用の酵母を加え、蒸した米を入れて攪拌し、仕込みを行う。この後、約2週間、温度管理をしながら酵母を増殖させる。これを酒母という。

④醪《もろみ》づくり

酒母ができたら大きなタンクに移し替え、もろみ（酒）の仕込みを行う。水、麹、蒸し米の順にそれぞれ3回に分けて加える（三段仕込み）。投入2日後にはバシャバシャと音を立てて発酵が始まり、約30日かけてもろみが出来上がる。発酵タンクの中では麹が米のでんぷんを糖に分解し、酵母がその糖分をアルコールにする現象が起こっている。こうしてできたもろみ（酒）を「酢もともろみ」という。

⑤仕込み・発酵

タンクに、酢もともろみと水、そして「種酢」と呼ばれるお酢を入れる。「種酢」は、代々受け継がれてきた、そのメーカーの味の要となる重要なもの。発酵は、1カ月かける製造所や4カ月以上かける製造所もあり、その期間はさまざま。時間と手間をかけることで酢酸と水が調和し、まろやかでうまみの強いお酢をつくることができる。

⑥熟成

発酵が終わったら、ゆっくり時間をかけて熟成。タンクからタンクへ何度も移し替えて空気に触れさせることによって、よりまろやかな風味に仕上がる。このあと、さらに発酵してしまうことを防ぐために火入れし、ろ過する。

「酢」にはこれだけの種類がある

醸造酢は「穀物酢」と「果実酢」に大別される

酢は大別して醸造酢と合成酢に分類されます。

醸造酒は、穀類や果実を発酵させて酒をつくり、そこに酢酸菌を加えてさらに発酵させ、一定期間熟成させたもの。合成酢は酢酸もしくは氷酢酸の希釈液に砂糖類などを加えた液体調味料、またはそれに醸造酢を加えたもので、醸造酢より風味が劣ります。家庭用に使われる酢の大半は醸造酢ですので、以下に、それぞれの醸造酢の材料や製造方法、特徴を紹介します。

★穀物酢

穀類（小麦、米、コーンなど）を原料に使った醸造酢。ＪＡＳ規格では、１ℓ中、穀物を40g以上使用したものを穀物酢として認めています。すっきりした酸味で価格も手ごろであるため、料理はもちろんのこと、ごぼうのあく抜きや掃除などにも気軽に使えます。

原料として穀物を1種類だけ使用している場合は、次に紹介する米酢のように原料を表示できることになっています。

●米酢（こめず・よねず）

穀物酢のひとつで、1ℓ中40g以上の米を使った醸造酢。米のみを原料としてつくられたものは「純米酢」と呼ばれます。日本では古来から普及してきた酢で、まろやかなコクとうまみがあります。くせがなくやわらかな酸味はさまざまな料理と相性がよく、調理用、卓上用のいずれにも使えます。

●黒酢

玄米や玄麦（小麦、大麦）を使った醸造酢。発酵、熟成の過程で褐色から黒褐色になったものをいいます。玄米を原料としたもの（米の使用量が1ℓ中180g以上）を米黒酢といい、大麦を原料にしたもの（大麦の使用量が1ℓ中180g以上）を大麦黒酢といいます。クエン酸やアミノ酸を多く含み、疲労回復効果を期待して健康ドリンクとしても親しまれています。味に深みがあり、料理の隠し味としても使えます。中国式の大きな甕《かめ》を使った手作業による醸造方法を取り入れている鹿児島県産のものが有名。

★果実酢

りんごやぶどうなどの果実を主原料としてつくられた醸造酢。果汁の使用量が1ℓ中300g以上のものをいいます。

●りんご酢

りんご酢は、りんご果汁からつくったアップルワインが原料。さわやかな甘味とまろやかさが特徴です。他の酢に比べてカリウムが豊富で、むくみの改善に有効。酸味が穏やかであるため、酢を使ったドリンク、ドレッシング、マリネなどにも使いやすい酢です。

●ワインビネガー

ぶどうの果汁からつくられた醸造酢で、「ぶどう酢」「ワイン酢」とも呼ばれます。ポリフェノールが多く含まれているため、抗酸化作用が高く、美肌・老化予防効果が。キリッとした酸味の白ワインビネガーは魚料理やサラダとの相性がよく、少し酸味のある赤ワインビネガーは肉料理に合います。

●バルサミコ酢

イタリアの代表的な酢で、ワインビネガーと同じくぶどう果汁からつくられます。樽で長期間熟成させるため、酸味がまろやかで、独特の甘味と芳醇な香りを楽しむことができます。肉料理のソースやデザートなどにもおすすめです。

酢の品質標準基準

酢は原料とその使用量が規格化されています。

醸造酢			穀物、果実、その他農産物、もしくははちみつ、アルコール、砂糖類を原料に酢酸発酵させた液体調味料であって、かつ、氷酢酸または酢酸を使用していないもの。
	穀物酢		１リットル中、穀類を40g以上使用したもの
		米酢	１リットル中、米を40g以上使用したもの。ただし、米黒酢を除く。
		米黒酢	原材料に米（玄米のぬか層の全部を取り除いて精白したものを除く）、またはこれに小麦もしくは大麦を加えたもののみを使用したもので、１リットル中に米を180g以上使用したもの。かつ発酵および熟成によって褐色または黒褐色に着色したもの。
	果実酢		１リットル中、果実の搾汁を300g以上使用したもの。
		りんご酢	１リットル中、りんごの搾汁を300g以上使用したもの。
		ぶどう酢	１リットル中、ぶどうの搾汁を300g以上使用したもの。

※キッコーマン「知って得するお酢の話～お酢の種類と使い方」より
https://www.kikkoman.com/jp/kiifc/information/old/rp20130326.html

酢の種類と特徴

酢の種類により特徴があるため、使い分けましょう。

酢の種類	主原料	特徴
穀物酢	小麦、米、トウモロコシなどの穀物	幅広い用途があり、どんな料理にも合わせやすいのがメリット
黒酢	米	米を熟成発酵させた酢。アミノ酸が豊富かつ体内で消化する必要がなく直接エネルギーになるため、高い疲労回復効果が期待できる。
米酢	米	米の甘味やコクを感じられるのが特徴。
りんご酢	りんご	他の酢と比べてカリウムが豊富で、むくみの改善に効果的。
ワインビネガー	ワイン	ポリフェノールを多く含んでいるため抗酸化作用が高く、美肌・老化防止効果が期待できる。

※ドクターリセラHP
https://www.dr-recella.com/recellaterrace/journal/beauty-technique/vinegar-effect

〈酢のサラサラ効果①〉
酢は食後血糖値の上昇を抑制する

酢を飲んだ女性グループの血糖値が低く抑えられた

41ページで触れた酢のサラサラ効果について、ここでもう少し詳しく解説していきましょう。

まず、「酢は食後血糖値の上昇を抑制する」ということです。

ミツカンが行った調査で、次のことがわかりました。

健康な女性を2つのグループに分け、一方には酢を約15㎖（酢酸750㎎）を含む飲料、もう一方には酢を含まないプラセボ飲料（酢の代わりに乳酸で味を似せた比較用の飲料）100㎖を摂取してもらいました。

その上で、最初にご飯（白飯）を少量摂取し、そ

酢を飲んだグループの血糖値上昇が抑えられた

酢を約15㎖を含む飲料を摂った人は、酢を含まない飲料を摂った人に比べて、有意に血糖値が低い。

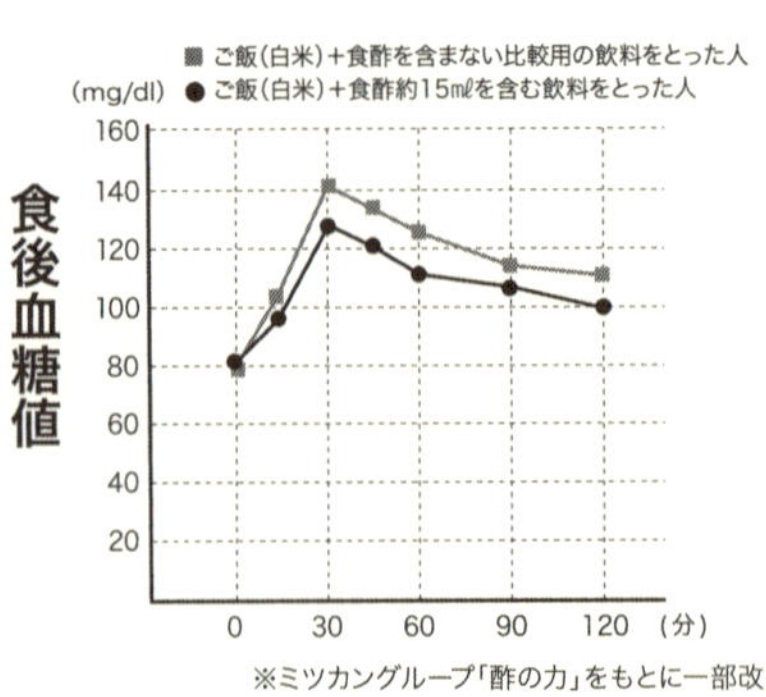

※ミツカングループ「酢の力」をもとに一部改変

の後、自由に飲料を飲みながら10分以内にすべて飲食してもらいました。

その結果、2時間後まで多くの方の血糖値は酢を摂った場合に低く抑えられていました。血糖値の上昇ピークは食後30分でしたが、その平均上昇率は酢を摂らなかった場合の89%に留まっていました。

第二の実験は、一方のグループの女性には、ご飯（白飯）と一緒に酢を約15㎖（酢酸750㎎）含む「ワカメの酢和え」を、もう一方のグループには、酢を含まない「ワカメのだししょうゆ和え」をすべて食べてもらいました。

その結果、酢を摂ったグループの多くが45分後まで血糖値を低く抑えられていました。血糖値の上昇ピークは食後30分でしたが、その平均上昇率は酢を摂らなかった場合の87%に抑えられました。

「ワカメの酢和え」を食べたグループの血糖値が抑えられた

酢を約15㎖を含む「ワカメの酢和え」を食べた人は、酢を含まない「ワカメのだししょうゆ和え」を摂った人に比べ、有意に血糖値が低い。

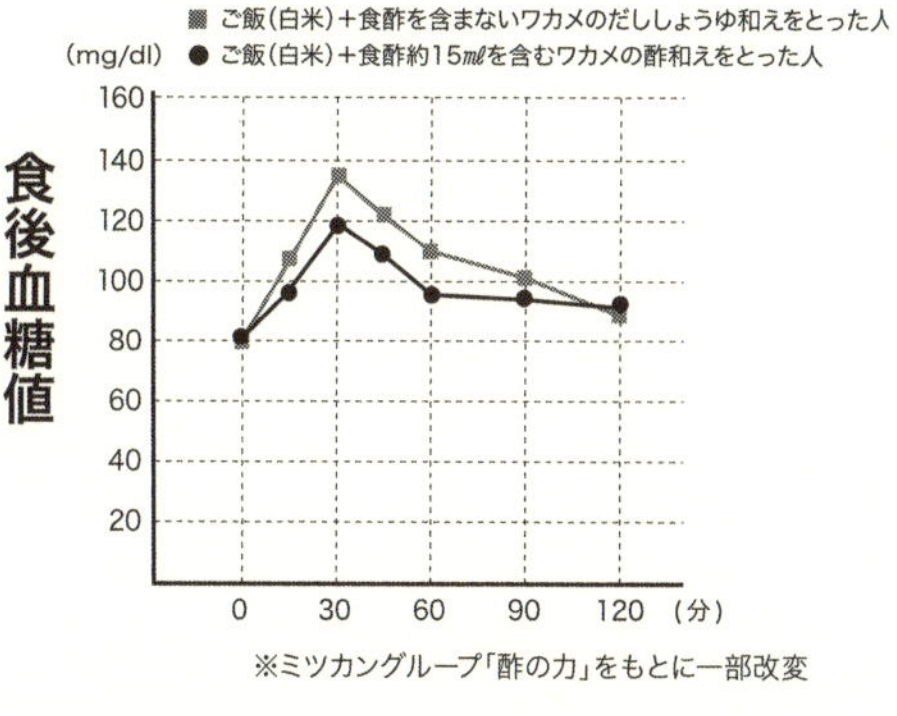

※ミツカングループ「酢の力」をもとに一部改変

〈酢のサラサラ効果②〉
酢は肥満気味の人の内臓脂肪を減少させる

酢を飲んだグループの内臓脂肪、ＢＭＩ、体重、腹囲がすべて減った

内臓脂肪とは、小腸から吸収された栄養分を肝臓に運ぶ門脈の周辺に蓄積している脂肪のことで、内臓の周囲にべったり張りついています。肥満には2つのタイプがあり、男性に多く、上半身が太る内臓脂肪の多い内臓脂肪型肥満（リンゴ型）と、女性に多く、下半身が太るほか皮下脂肪の多い皮下脂肪型肥満（洋ナシ型）です（左ページ参照）。

一度、増えた脂肪細胞の数は減ることがありません。ダイエットに成功して脂肪細胞が小さくなっても、数は変わらないので再びたまりやすいといえます。

女性には皮下脂肪が多く、男性には内臓脂肪が多いという性差があります。血圧や血糖値に対する悪玉度は内臓脂肪のほうが高いといわれています。このことは、男性のほうが女性よりも高血圧や糖尿病の患者数が多いことにも関連しています。

ＢＭＩ（Body Mass Index）とは体重と身長から算出される肥満度を表す体格指数ですが、ＢＭＩが25以上30以下の肥満の日本人を対象に行った調査で、酢を飲み続けたグループが飲まなかったグループに対して、腹部内臓脂肪面積とともに、体重、空腹時血中脂肪値が有意に減少していることが判明しています（64、65ページ参照）。

酢により、脂肪の代謝分解が促進されるとともに、脂肪組織において脂肪分解遺伝子の発現の活性化が認められ、脂肪細胞の肥大化が抑制されていることがわかっています。

内臓脂肪

内臓脂肪とは、小腸から吸収された栄養分を肝臓に運ぶ門脈の周辺に蓄積している脂肪のことで、内臓の周囲にベッタリと張りついています。

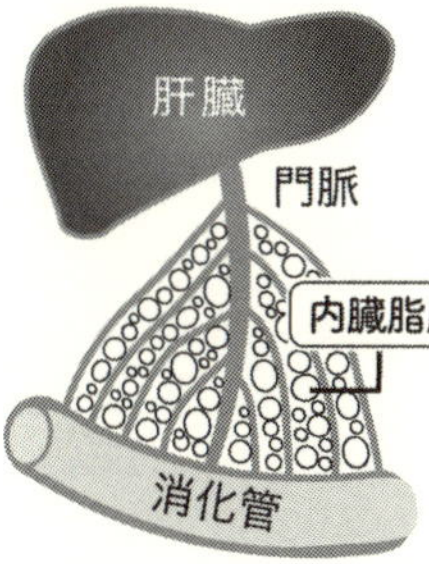

肥満の２つのタイプ

肥満には①上半身が太る内臓脂肪の多い内臓脂肪型肥満（リンゴ型）と、②下半身が太るほか皮下脂肪の多い皮下脂肪型肥満（洋ナシ型）があります。

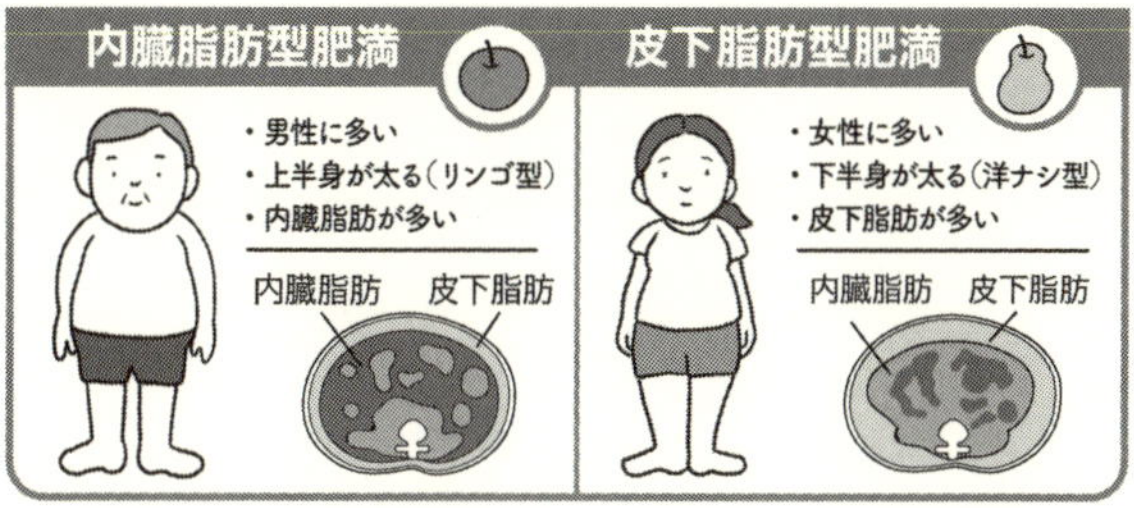

腹部内臓脂肪面積が減った

12週間継続して酢を飲んだグループは内臓脂肪面積が減っています。

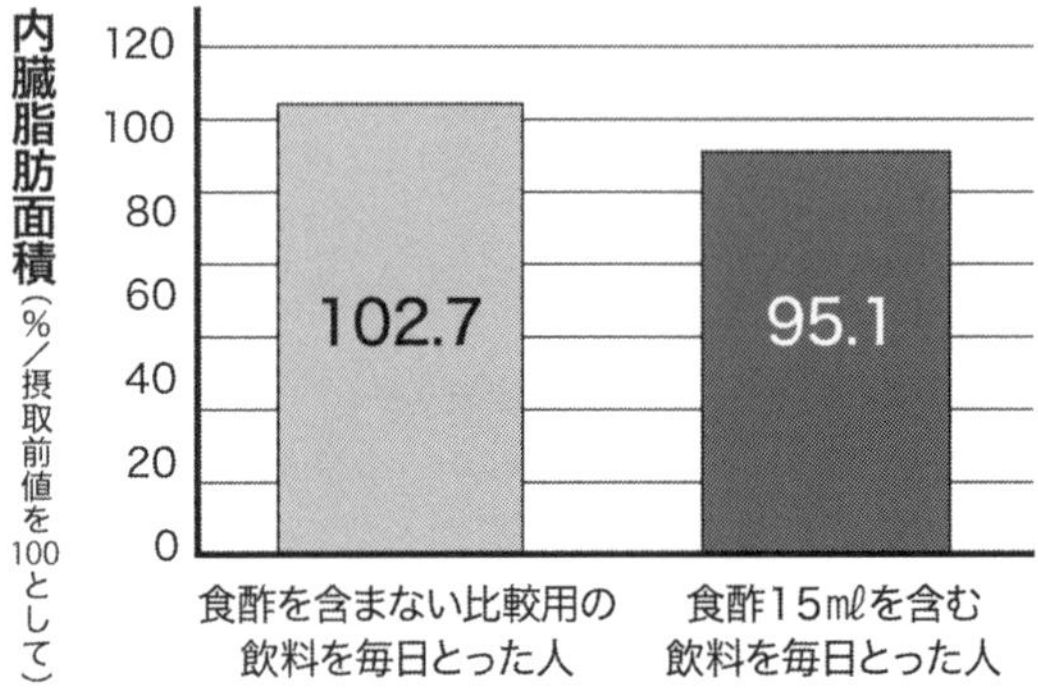

BMIが下がった

酢を飲んだグループはBMIが下がりました。

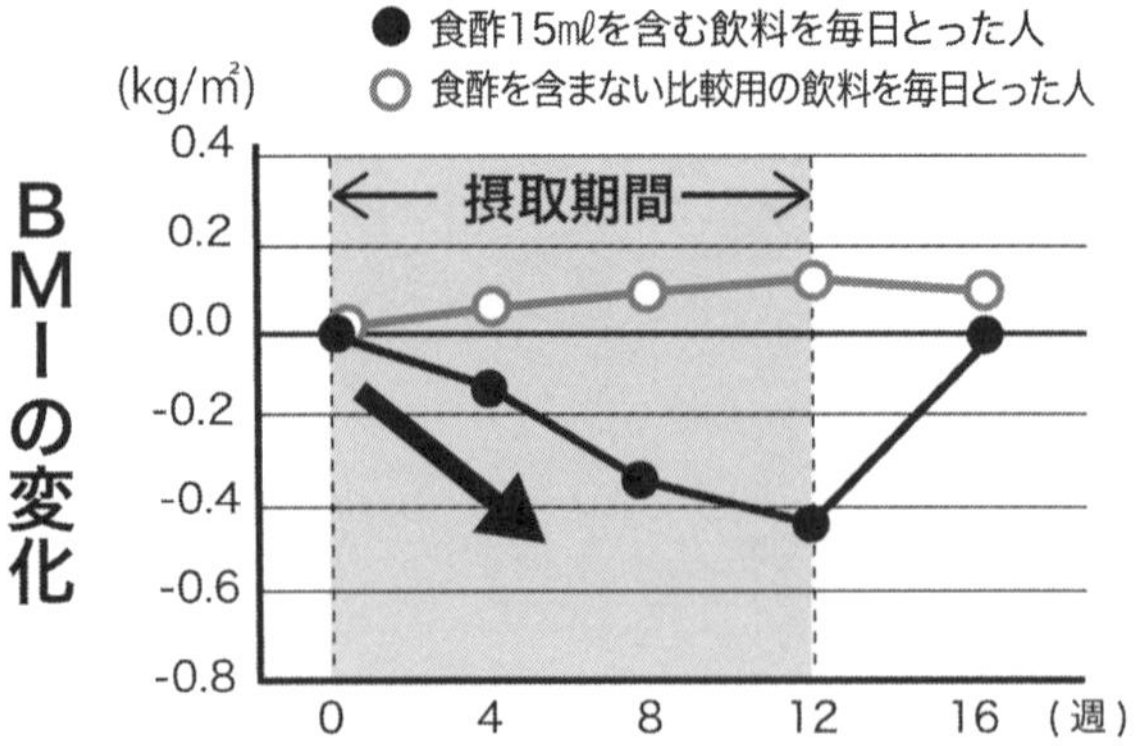

血中中性脂肪値が下がった

酢を飲んだグループは血中中性脂肪値が下がりました。

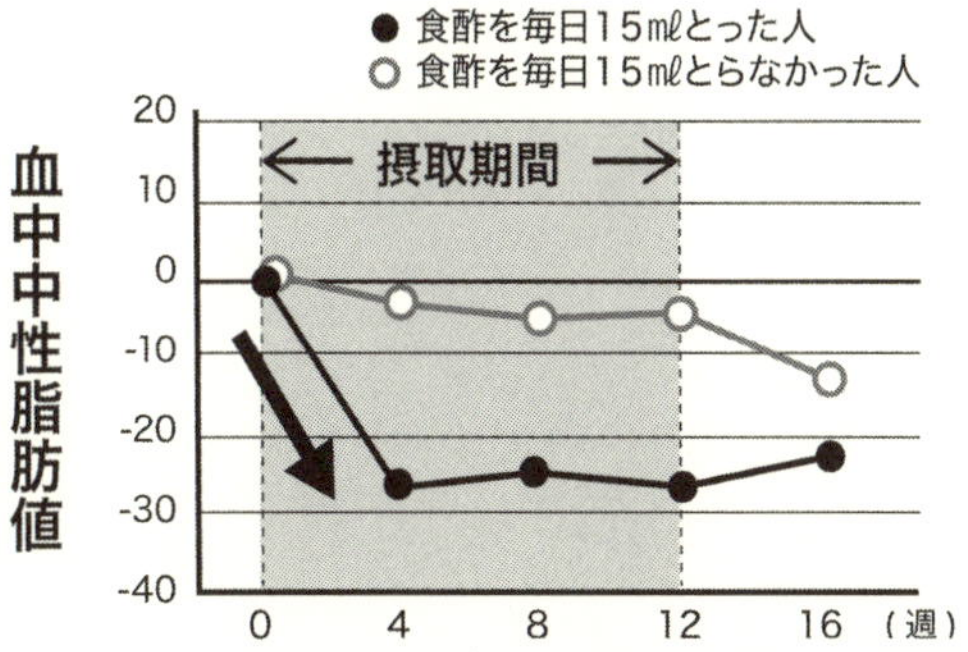

※ミツカングループ「酢の力」をもとに一部改変

体重も腹囲も減少した

酢を飲んだグループは体重も腹囲も減少しました。

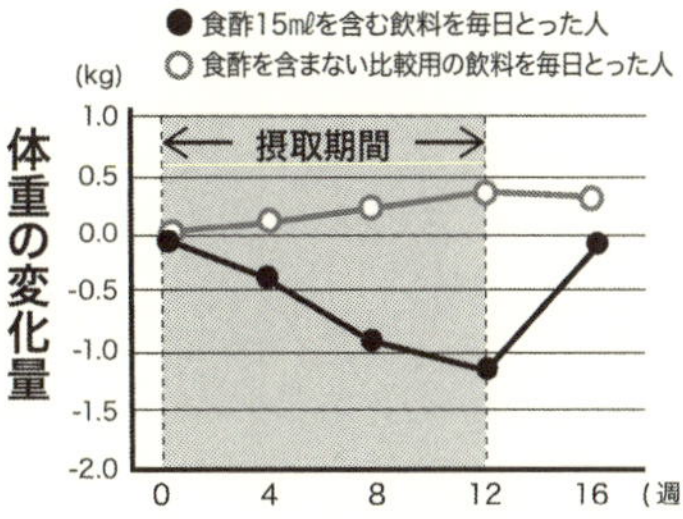

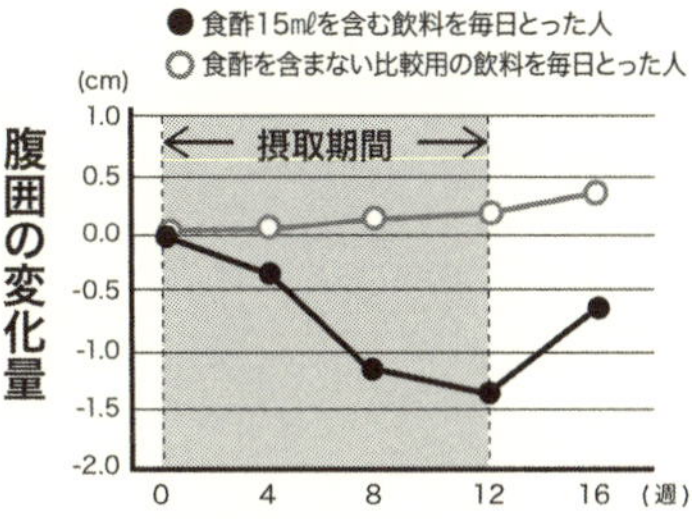

※ミツカングループ「酢の力」をもとに一部改変

〈酢のサラサラ効果③〉酢に含まれる「酢酸」は「アデノシン」にはたらきかけ、血管を拡張して血圧の上昇を抑える

大さじ1杯（15㎖）の酢を毎日摂って高めの血圧が低下

酢を飲み続けると血圧が下がるという報告があります。

血圧が高め（最高血圧：130〜159㎜Hg、最低血圧：85〜99㎜Hg）の男女を2つのグループに分け、一方には酢約15㎖（酢酸750㎎）を含む飲料、もう一方には酢を含まないプラセボ飲料（酢の代わりに乳酸で味を似せた比較用の飲料）を1日1本（100㎖）、10週間、毎朝続けて摂取してもらいました。その結果、酢を含む飲料を摂った多くの方で血圧が低下。10週間摂取後の平均低下率は、最高血圧で6・5％、最低血圧で8・0％でした（図参照）。

これは、なぜでしょう。酢に含まれる酢酸が代謝される際に、血管を拡張させるアデノシンにはたらきかけ、血圧の上昇を抑える効果があることが科学的に立証されています。

ほかにも、血管の細胞に酢酸が作用することにより、血流アップにつながることも期待されています。

酢酸が血管の細胞に作用することによって、一酸化窒素（NO）をつくり出す内皮型NO合成酵素（eNOS）を活性化させる可能性があります。eNOSの活性化によってNOが大量につ

くり出されると、ＮＯが全身の血管を拡張して血圧を下げる役割を果たすからです。

最高血圧も最低血圧も下がった

大さじ１（15㎖）の酢を毎日摂った人は、高めの血圧が低下しました。

最高血圧の変化

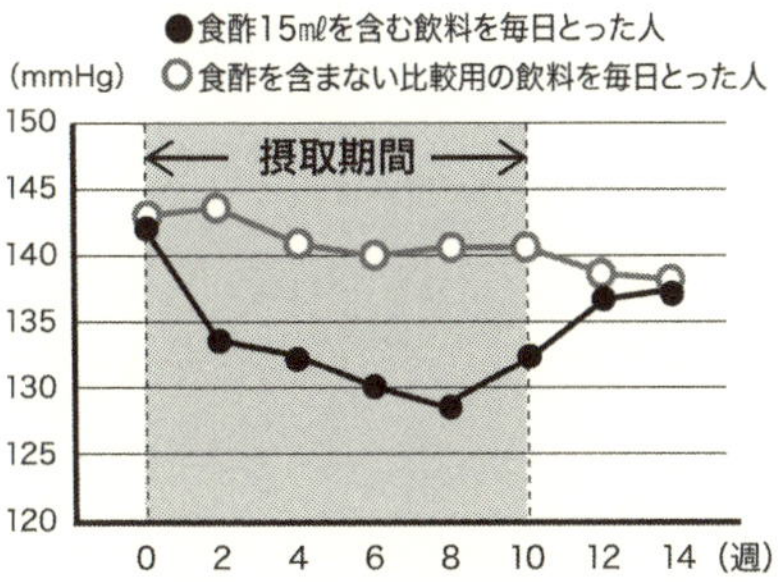

最低血圧の変化

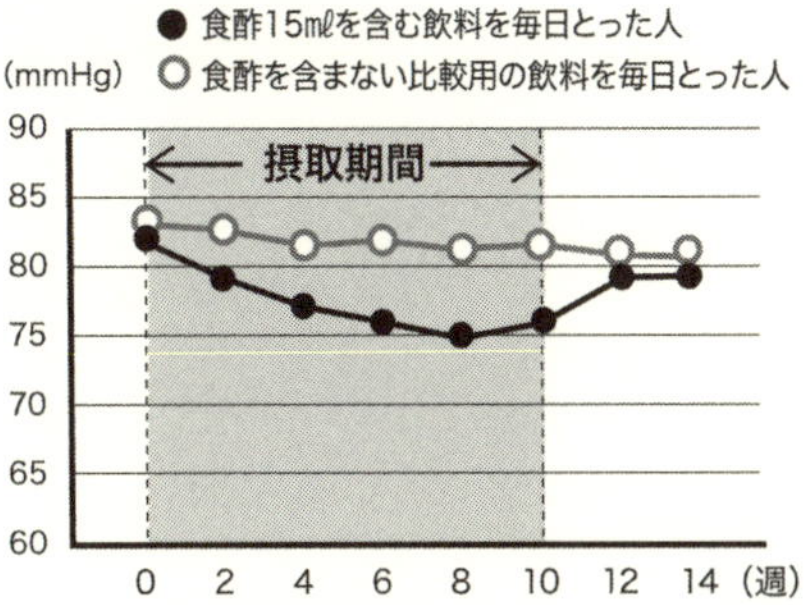

※ミツカングループ「酢の力」をもとに一部改変

〈酢のサラサラ効果④〉

酢はＬＤＬコレステロールの酸化を防ぎ、動脈硬化を予防する

動脈硬化を防ぐ成分がズラリ

お酢の主成分でもある酢酸は、体内に取り込まれるとアデノシンという物質が発生し、アデノシンが血管壁に作用して血管を拡張してくれます。血管が拡張されると血液が流れやすくなるため血圧が下がります。

また、酢酸は肝臓でのコレステロールの合成を抑えるはたらきがあります。コレステロールの合成が抑制されると血管内でコレステロールが付着する量が減るため動脈硬化が防げます。

さらに、酸味のもとであるクエン酸は酸化を抑える作用が非常に高く、ＬＤＬコレステロールの酸化を防いで超悪玉コレステロールの発生を抑えてくれます。

酢に含まれるアミノ酸には、悪玉コレステロールを減らしコレステロールが血管にとどまるのを防ぐとともに、「善玉コレステロール」を増やすはたらきがあります。

このように、酢には動脈硬化を防ぐ成分が数多く含まれているのです。

酢は動脈硬化を予防する

酢は血流をスムーズにするとともにコレステロールの合成、悪玉コレステロールの酸化を防ぎ動脈硬化を予防します。

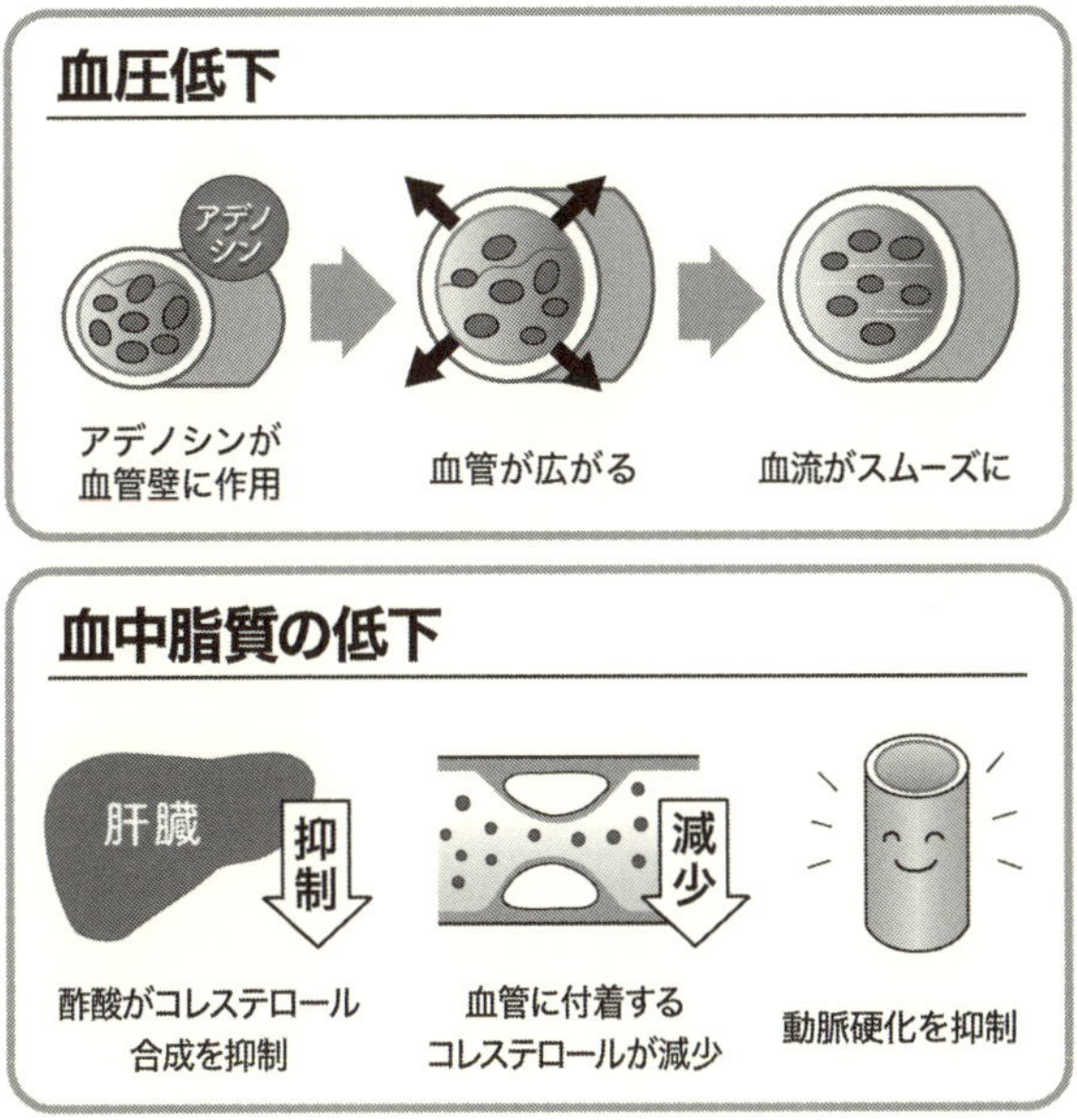

「酢」をそのまま飲むと胃を荒らし、歯を溶かす危険が

ストローを使って飲むとよい

酢の主成分は酢酸という酸です。ご存じの通り、酸にはものを溶かす作用があり、摂りすぎると胃や腸に炎症を起こしやすくなる、歯のエナメル質を溶かすなど、体に負担となることがあります。

酢の適量は1日15㎖（大さじ1）ほど。水で薄めて飲んだり、料理に使えば酸性は弱まるので、摂取しやすくなります。

とはいえ、胃腸が弱い人や、胃もたれをしたときなど、「酢は体によいから」と無理して飲むのは逆効果です。

歯科医の栗原丈徳医師によると、「薄めても心配だという人は、歯に直接触れないようストローを使って飲むとよいでしょう」とアドバイスしています。

市販の酢、特に〝飲む酢〟は飲みやすくするため、砂糖や人工甘味料が多く使われているものが目立ちます。

酢ドリンクを試すなら手づくりが安心。薄めるための水を炭酸水や豆乳にするなどの工夫でより飲みやすくなります。

飲みやすくするため、水で薄めても OK

水で薄めてもかまいません。飲みやすい酢を探しましょう。

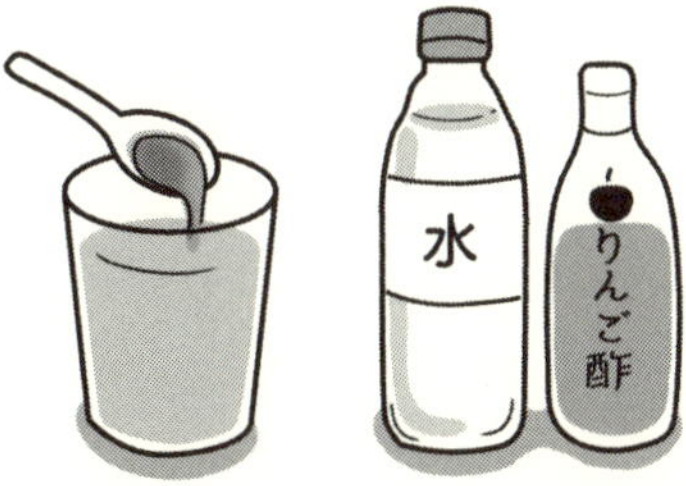

ストローを使うのもよい

酢の歯への影響が気になる人は、ストローを使うのも一案です。

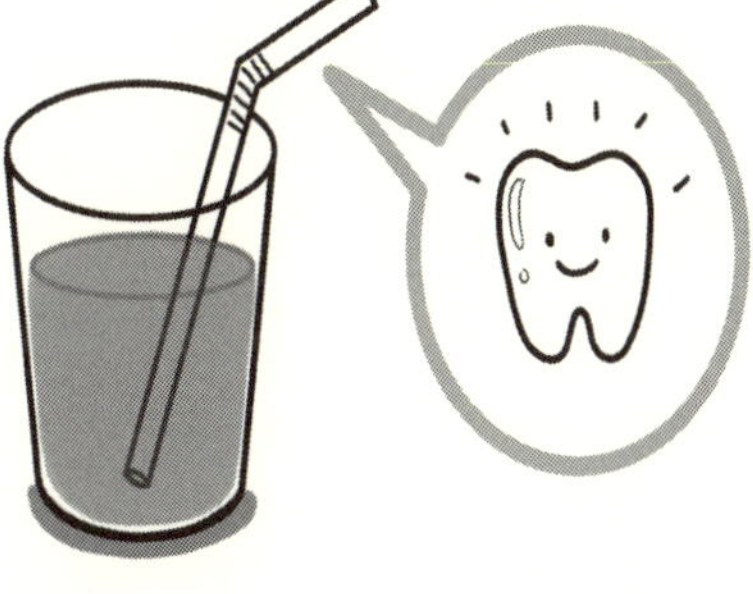

「納豆」のルーツとは

粒の納豆をご飯にかけて食べるようになったのは江戸後期から

納豆のルーツについては諸説あります。

① 飛鳥時代に聖徳太子が発見
② 八幡太郎（源義家）が奥州で発見し、全国に広めた
③ 弥生時代に大陸から稲作と大豆が伝わり、偶然納豆が生まれた

いずれも伝説の域を出ていません。

「糸引き納豆」が歴史上で初めて確認されたのは、室町時代に書かれたとされる書物『精進魚類物語』のようです。これは平家物語のパロディで、「精進もの」（植物性の食材）対「なまぐさもの」（動物性の食材）の戦いを描いたおとぎ話。納豆は、精進ものの大将として登場します。

そもそも納豆は主に汁にして食べるものだったらしく、室町時代から江戸時代後期までは、納豆汁として食べられていたと考えられています。かつお節や昆布など、魚介由来の出汁《だし》がなかなか手に入らない地域でも、納豆だけでうまみが出せることから、調味料のように使われていたと

いいます。

戦国時代に茶の湯を確立した千利休《せんのりきゅう》は、茶会で出す料理の献立として納豆汁を書き残していま す。当時は冬場の懐石料理に使われていたようで、3カ月のうちに茶会で7回も納豆汁を提供した記録が残っているそうです。

粒の納豆をご飯にかけて食べるようになったのは、街中で「納豆売り」が練り歩くようになった江戸時代後期のことです。

その後、明治、大正と時代が移り変わるにつれ、納豆の製造業者が誕生し、製造法の改良や新容器の開発が進められ、今のような国民的発酵食品になっていきました。

日本における「納豆発祥の地」は定かではありませんが、秋田県や山形県などの東北地方の内陸部が納豆づくりの「本場」ではないかと考えられています。

なお、納豆は外国でもつくられており、中国の「タチオ」は日本の寺納豆や塩辛納豆（75ページ参照）に近いもので、塩気の効いた味をしており、タイでは「トアナウ」、ミャンマーでは「ペーポー」、アフリカでは「ダワダワ」と呼ばれていますが、いずれもネバネバ納豆ではありません。主に調味料や保存食にして食べられているようです。また、ネパールの「キネマ」やインドの「バーリュ」などは、味や香りが日本の糸引き納豆に近いようです。

「納豆」の種類

「糸引き納豆」「ひきわり納豆」「五斗納豆」「寺納豆」の4種類

納豆には①「糸引き納豆」、②「ひきわり納豆」、③「五斗《ごと》納豆」、④「寺《てら》納豆」の4種類があります。

①「**糸引き納豆**」

一般的によく食べる大粒や小粒の納豆のこと。粒の大きさだけでなく大豆の品種が違うものや黒豆を使ったものなど、数多くの種類の糸引き納豆が販売されています。

②「**ひきわり納豆**」

糸引き納豆を細かく砕いたものと思っている方が多いようですが、そうではありません。ひきわり納豆は大豆を砕き、皮を取り除いた後に納豆菌をつけて発酵させます。大豆を砕くため納豆菌が付着する表面積が広がること、皮が取り除かれていることなどから、味わいや栄養価が糸引き納豆とは少し変わっています。

③「五斗納豆」

大豆に麹と塩を加えて発酵・熟成させたもの。塩味が付いているので、しょうゆやたれを加えずに食べられます。五斗納豆は山形県置賜《おきたま》地域でつくられ、以前は冬の保存食として重宝されていました。置賜地域の農家や各家庭でつくられていた五斗納豆を商品化したものが「雪割納豆」で、約60年前から販売されています。

④「寺納豆」

「寺納豆」は別名、塩辛納豆とも呼ばれ、大豆と小麦と麹菌（みそや酒をつくる菌と同じ）を一緒に塩水に漬け込んで熟成させるもの。つくるのに数カ月から1年かかります。出来上がると黒褐色の半分乾燥した状態になります。

糸引き納豆のようなネバネバはなく、塩味とうまみが調和した独特の風味があります。

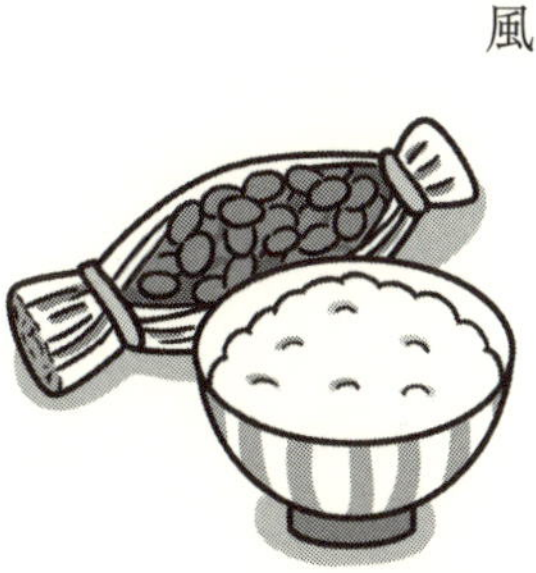

大豆から「納豆」が出来上がるまでのプロセス

納豆菌とは、枯草菌という細菌の一種。稲わらに多く生息

納豆とは、煮たり蒸したりしてやわらかくした大豆を納豆菌によって発酵させた発酵食品です。一般的には「糸引き納豆」を指します。

納豆菌とは、枯草菌《こそうきん》という細菌の一種で、身近な田んぼや畑、枯れ草、とりわけ稲わらに多く生息しています。

●納豆ができるまで

①大豆を水に浸漬《しんせき》：大豆を一晩程度、水に浸ける
②大豆を蒸煮《じょうしゃ》：大豆を蒸してやわらかくする
③納豆菌の噴霧：蒸した大豆に納豆菌を吹きかけ、まんべんなく混ぜ合わせる
④発酵：小分けして、室《むろ》と呼ばれる部屋で、40〜42℃で一晩程度、発酵させる

煮大豆に納豆菌を加えると、発酵の過程でたんぱく質を分解し、おいしさの成分であるアミノ酸をつくり出します。これが納豆です。加える納豆菌の種類によって、ネバネバ具合や味、にお

いなど、仕上がる納豆の特性が変わります。

納豆菌は芽胞《がほう》と呼ばれる殻（胞子）をつくるのが特徴です。芽胞のおかげで乾燥や熱にとても強く、天日干しをしても真空状態でも生き残り、マイナス100～プラス100℃の環境にも耐え続けることができます。たとえ、pHが低い酸性条件でも耐えられます。

納豆菌は胃酸に負けることなく、生きたまま腸内にたどり着き、もともと腸内に存在する善玉菌を活性化させ、悪玉菌を抑制して腸内環境を改善してくれます。また、大豆に納豆菌を加えて発酵させる過程で「ナットウキナーゼ」というたんぱく質分解酵素を生成しますが、ナットウキナーゼは血栓を溶かして、血液をサラサラにするはたらきがあります。さらに納豆菌は骨の形成促進に深く関わる「ビタミンK_2」を多く生み出します。

これらの納豆菌の効果については、80ページから詳しく説明します。

納豆菌発酵のプロセス

納豆菌が大豆のたんぱく質に取りつき増殖するとアミノ酸が増え、納豆になります。

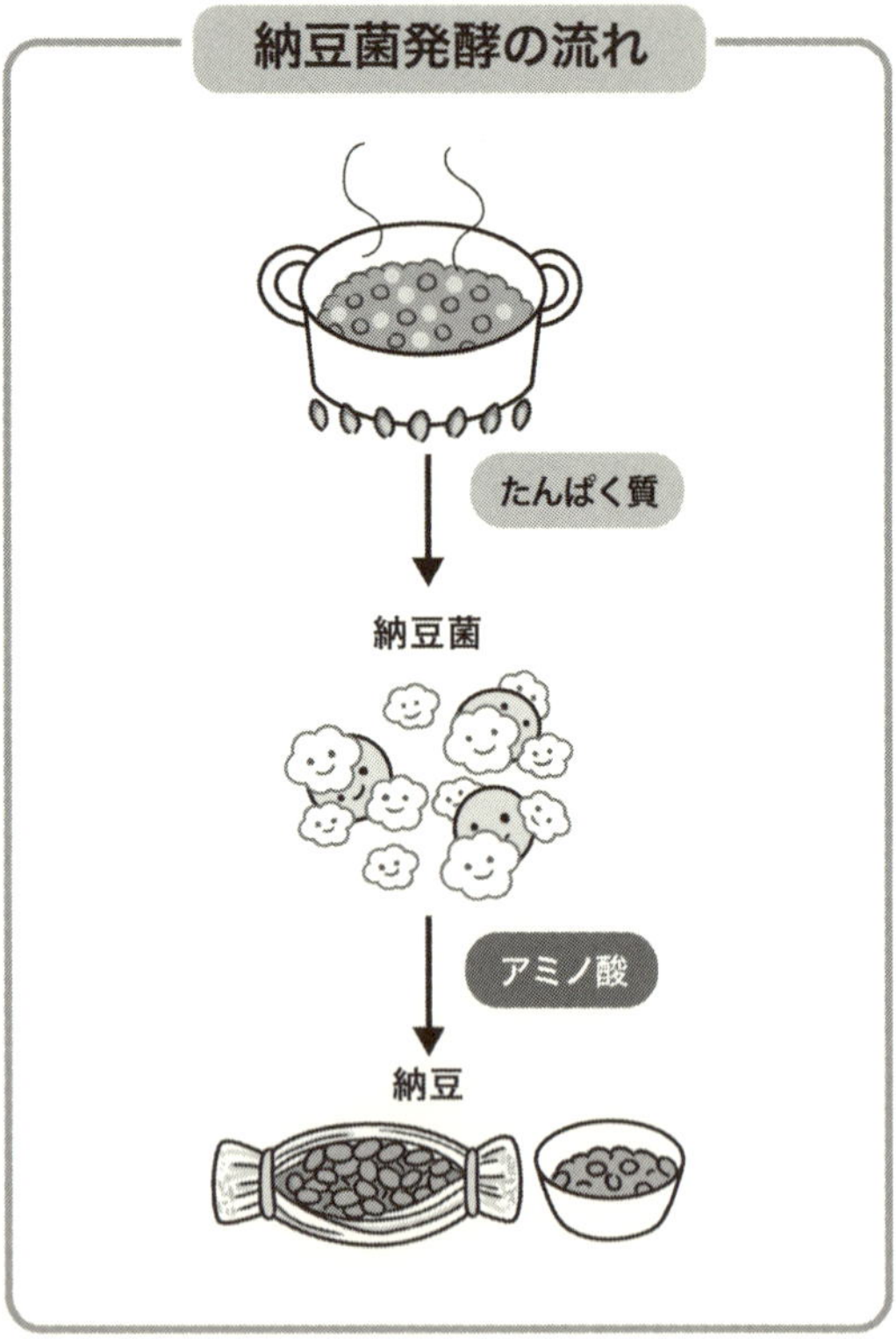

納豆の製造工程

大豆を水に浸け、蒸してやわらかくし、納豆菌を吹きかけます。その後、小分けにして、室《むろ》と呼ばれる部屋で発酵させます。

① 大豆を洗う
↓
② 大豆を水に浸ける（10時間）
↓
③ セイロで蒸す（1時間）
↓
④ 納豆菌を吹きかける
↓
⑤ 藁を煮沸する（4分）
↓
⑥ 煮沸した藁に大豆を詰めて計量する
↓
⑦ 発酵室（室）に入れて発酵させる（約22～24時間）
↓
⑧ 冷却する（発酵を止めるため）
↓
⑨ 包装など仕上げを行う（包装等）

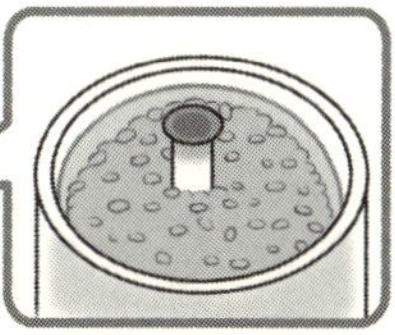

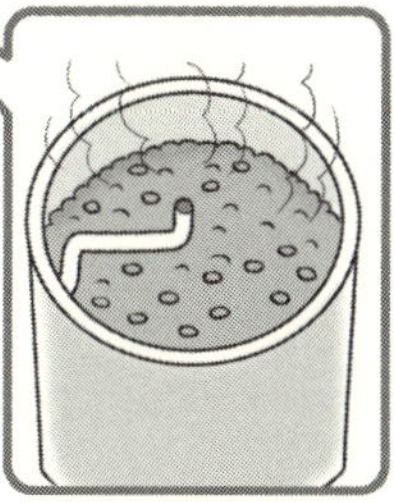

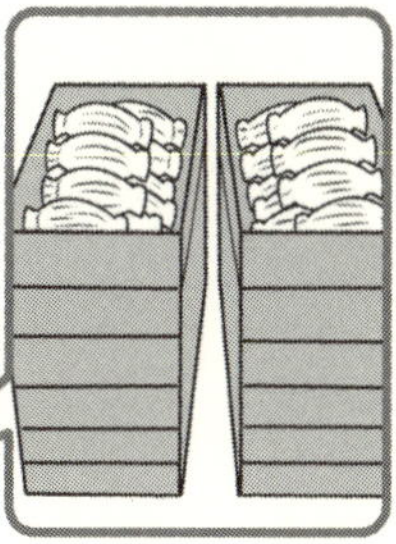

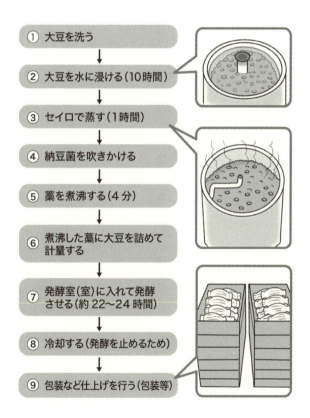

〈納豆のネバネバパワー①〉ネバネバに含まれるナットウキナーゼ。酵素力が血栓を溶かす！

倉敷芸術科学大学の須見洋行名誉教授が発見

納豆菌が加わり、大豆が発酵する過程で「ナットウキナーゼ」というたんぱく質分解酵素が生成されます。ナットウキナーゼは、倉敷芸術科学大学の須見洋行名誉教授が人工的につくった血栓を溶かすために納豆のネバネバ成分に含まれる酵素を使用したところ、強い血栓溶解作用を持つことを発見し、その酵素を「ナットウキナーゼ」と名付けたのです。

このように、ナットウキナーゼには、血栓を溶かしやすくするはたらきがあります。

ナットウキナーゼには血液中の血栓を直接溶かすはたらきと、血栓を溶かすためにはたらくウロキナーゼという酵素を活性化させる作用があります。ウロキナーゼは消化管の表面に存在しており、刺激されることで活性化します。ナットウキナーゼは、このウロキナーゼを活性化させることで、もともと体に備わっている血栓を溶かす酵素をつくり出すことができるのです。

食事や生活習慣の悪化によって、血液中でコレステロールや中性脂肪が増加し、血液がドロドロの状態になると、血栓を溶かす酵素がはたらきにくくなり、血栓は消失することなく、ますます大きくなってしまいます。その結果、血管が詰まりやすくなってしまい、脳梗塞や心筋梗塞などの病気の原因になります。

現代人は血液がドロドロになりやすく、血栓による病気が引き起こされる可能性が高いのです。脳梗塞や心筋梗塞などの血管疾患が、日本人の死因の約20％を占めていることが報告されています。そのようなことのないよう、ナットウキナーゼの血栓を溶かしやすくする作用によって、血管を詰まらせる原因を未然に防ぐことがたいせつです。

納豆30ｇを健康な人に食べさせたところ、血栓が溶けたときにできる血栓分解産物（ＦＤＰ）という物質が血液中に増加したという研究結果が報告されています。

また、ナットウキナーゼが血栓を溶かしやすくする作用は、血栓症のひとつであるエコノミー症候群の予防にも役立ちます。

ただし、ナットウキナーゼは熱に弱い性質があるため、納豆は加熱せずに食べることがたいせつです。

納豆の血栓予防効果

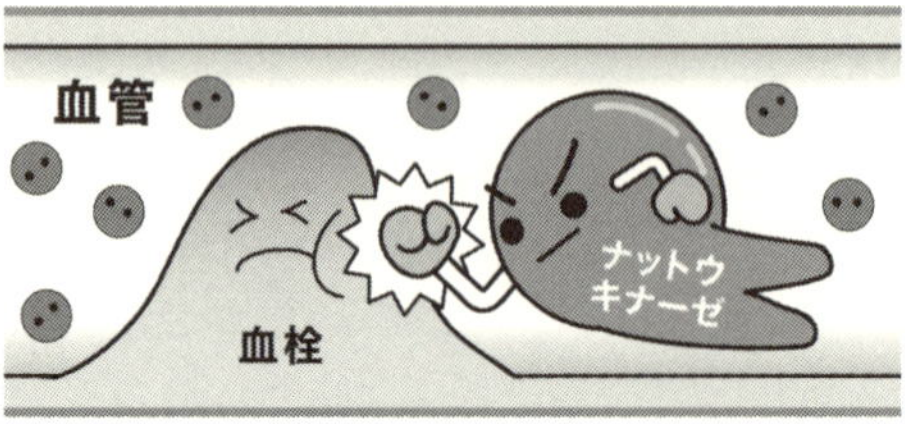

日本人の三大疾病と平均在院日数

心疾患と脳血管疾患による死因は、2位と4位。また、脳血管疾患になると、入院や通院日数が非常に多くなることがわかっています。

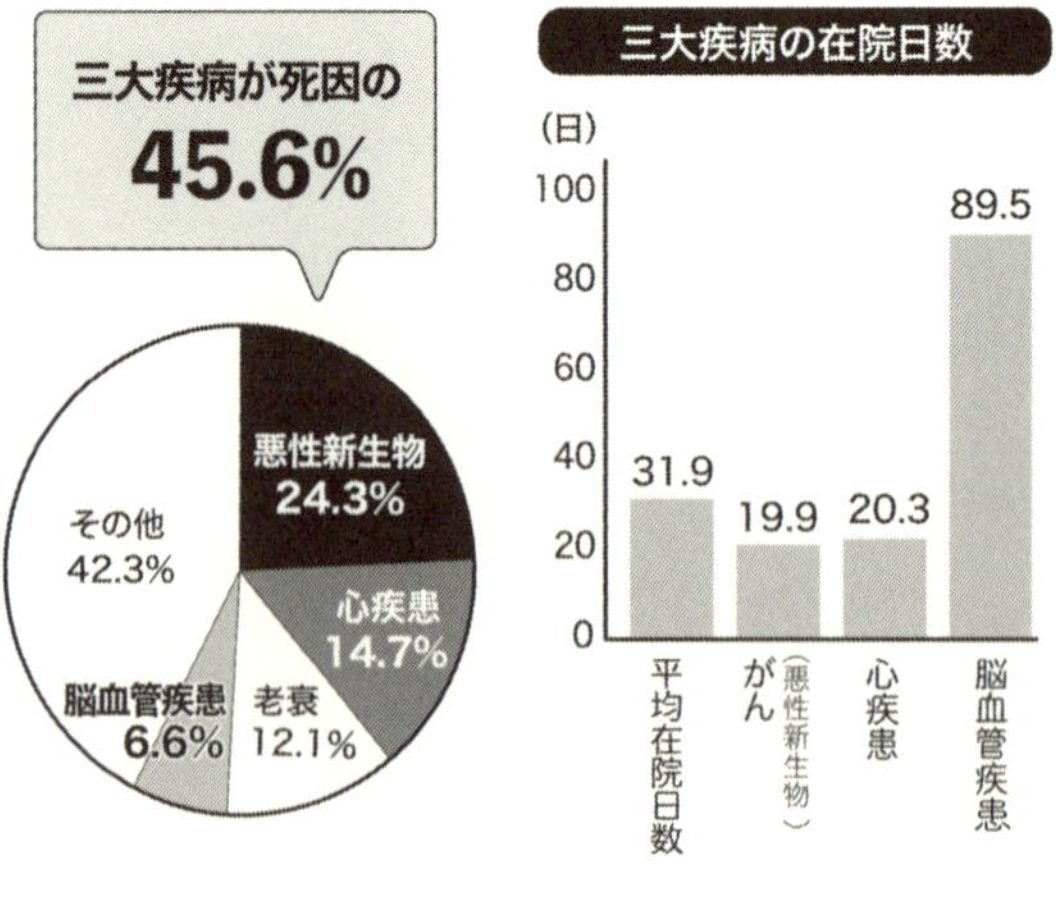

〈納豆のネバネバパワー②〉
納豆には食物繊維がたっぷり

納豆には水溶性と不溶性の2種類の食物繊維が含まれているためダブル効果が

食物繊維は、豆類に多く含まれています。なかでも乾燥大豆には、100gあたり21・5gもの食物繊維が含まれています。しかし、乾燥大豆を水で戻して調理をするのは手間がかかりますから、納豆がおすすめです。

市販されている納豆は、通常1パックあたり40～50g程度。1パック50gとして食物繊維量を見ると、糸引き納豆3・4g、ひきわり納豆3・0gです。

食物繊維が豊富といわれている他の食材と比較してみると、50gあたりの食物繊維量は、ごぼう2・9g、エリンギ1・7g、しらたき1・5g、じゃがいも（蒸し）1・8g、海藻（干しひじき・ゆで）1・9gですから、納豆も食物繊維が豊富な食材といえます。また納豆は調理の手間がいらず、そのまま食べることができるため、手軽に食物繊維を摂れるメリットがあります。

納豆をおすすめする理由はもうひとつあります。それは、水溶性食物繊維と不溶性食物繊維の2種類の食物繊維が含まれていること。水溶性であるため、体内で水分と結合しゲル状になることによって食べ物の粘性を高めます。そのため、胃から小腸に運ばれる時間が長くなるので、急激な血糖値の上昇を抑制する効果があります。

一方、不溶性で水に溶けない性質もあるため、水分を吸着して何倍にも膨れあがる性質も持っており、腸を刺激して排便を促すなどの整腸作用が期待されています。また、不溶性食物繊維を多く含む食品は噛み応えがあり、噛む回数が増えることで早食いを防止し、食べすぎの予防にも効果的です。

ミツカンが行った試験でも、納豆に含まれる食物繊維が食後高血糖を抑える効果があることが示されています（86ページ参照）。

試験方法は、①米飯食のみ（米飯150g）、②納豆食（米飯150g、納豆45g、たれ6g）、③大豆食（米飯150g、蒸煮大豆45g、納豆と同じたれ6g）をそれぞれ摂取し、食後血糖値の変化を測定するというもの。食後120分間の血糖値を経時的に測定した結果、納豆食グループは米飯食グループに比べ常に低い値であり、食後60分では有意に血糖値が抑制されていることが確認されました。さらに、納豆食は大豆食と比較しても、その抑制効果が強い傾向にありました。

糸引き納豆1パックあたりに水溶性食物繊維1・2g、不溶性食物繊維2・2gが含まれます。ひきわり納豆1パックあたりに水溶性食物繊維は1・0g、不溶性食物繊維2・0gです。水溶性食物繊維と不溶性食物繊維がバランスよく含まれていますから、おすすめできます。

水溶性食物繊維と不溶性食物繊維

納豆には水溶性食物繊維と不溶性食物繊維の両方が含まれダブル効果が得られます。

水溶性食物繊維

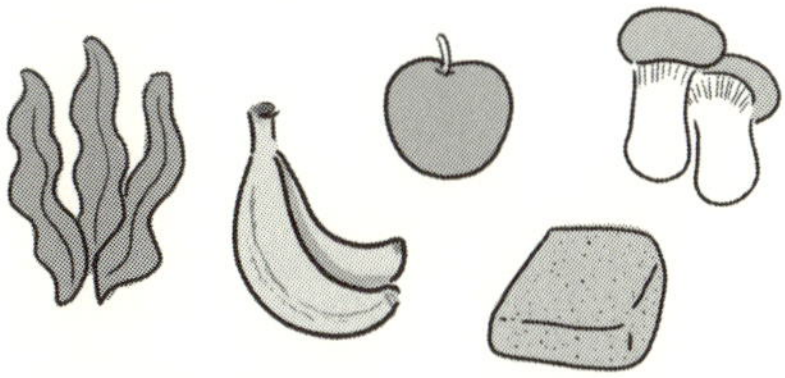

こんにゃく
海藻類
果物
きのこ類
など

- ■ やわらかい便をつくる
- ■ 善玉菌を増やして腸内細菌を整える
- ■ 糖質の吸収をゆるやかにして、食後血糖値の急激な上昇を抑える

不溶性食物繊維

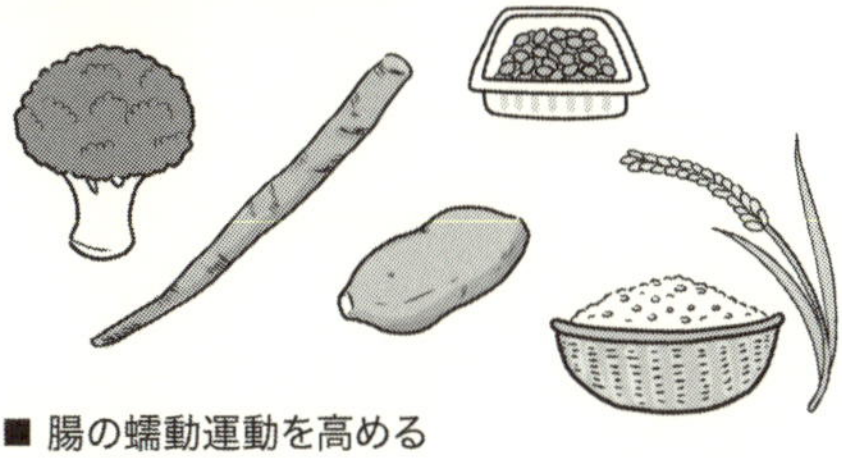

穀類
豆類
野菜類
など

- ■ 腸の蠕動運動を高める
- ■ 排便量を増加させる
- ■ 発がん性物質などの腸内の有害物質を体外へと排出させる

納豆を食べた人と食べない人の食後血糖値の変化

ご飯と一緒に納豆を食べたグループは、ご飯だけを食べたグループに比べて常に血糖値が低い値であり、食後60分では有意に血糖値が抑制されていることが確認されました。さらに、納豆を食べたグループは大豆を食べたグループと比較しても、その抑制効果が強い傾向にありました。

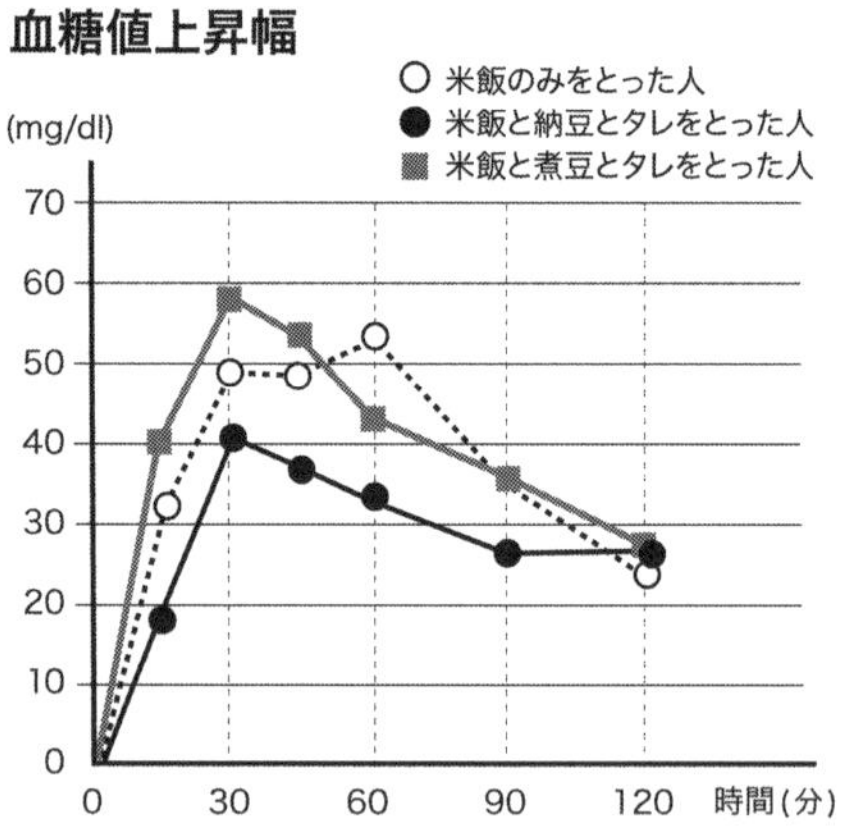

※ミツカングループ「納豆が食後血糖値の上昇を抑制」より

〈納豆のネバネバパワー③〉納豆には脂質を代謝してくれるビタミンB_2が豊富

ビタミンB_2は肥満防止に欠かせない代謝の栄養素

ビタミンB_2は「発育のビタミン」と呼ばれるくらい細胞の再生と成長を促進するはたらきがあります。また、肥満の原因である脂質の代謝を促すはたらきがあり、ダイエットに欠かせない栄養素でもあります。糖質やたんぱく質をエネルギーに変える作用もあるため、脂肪生成抑制のためのビタミンといってもよいくらいです。

ビタミンB_2は脂質だけではなく、たんぱく質や炭水化物の分解を助けるダイエットの味方です。ビタミンB_2は主に、レバー、アーモンド、うずらの卵などに含まれていますが、納豆などの大豆食品にも含まれています。

さらに、ビタミンB_2は甲状腺にはたらきかけ、新陳代謝をよくします。十分に摂取すれば、血液がサラサラになり、肥満防止にもつながります。一方で、ビタミンB_2が不足すると新陳代謝に乱れが生じ、冷え性や便秘など不調をきたす場合があるといわれています。

ビタミン B_2 の働き

ビタミン B_2 は、脂質の代謝において非常に重要なはたらきをしています。

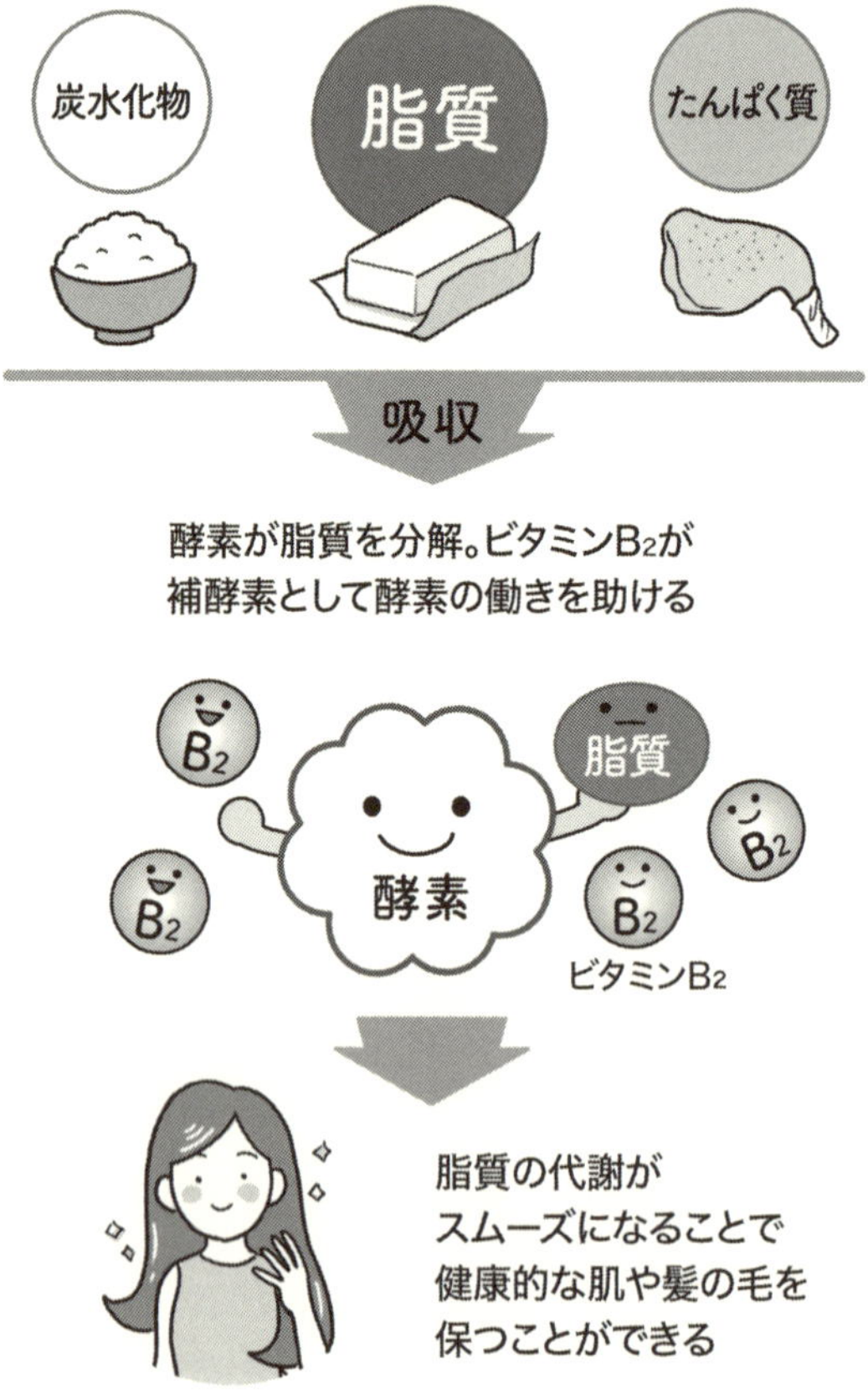

ビタミン B_2 を多く含む食品

ビタミン B_2 はレバー、牛乳、うなぎ、納豆、卵などに多く含まれています。

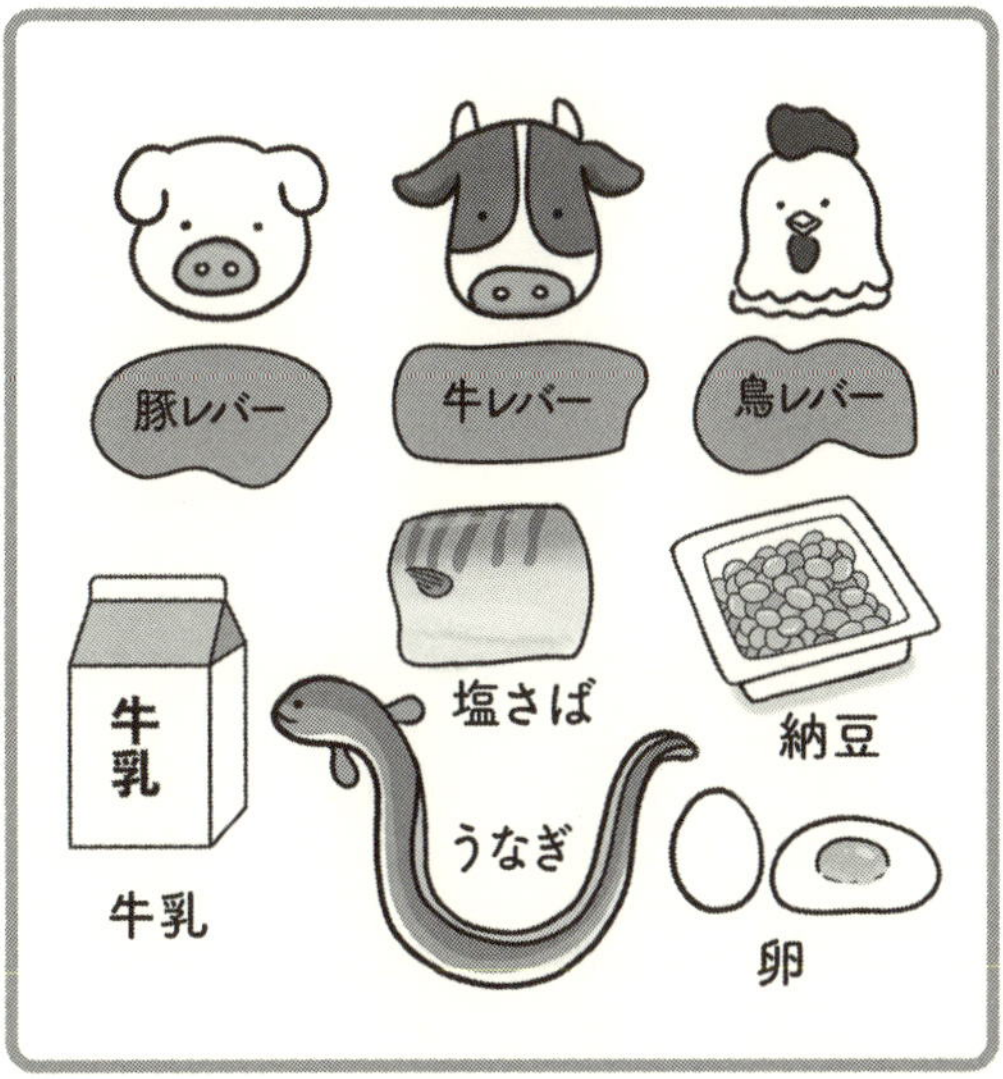

〈納豆のネバネバパワー④〉糖質を減らした分のエネルギーはたんぱく質で摂る。だから納豆がいい

納豆は「アミノ酸スコア100」の高たんぱく質食品

たんぱく質不足を解消するためには、たんぱく質の評価値である「アミノ酸スコア」の高い食品を食べることがたいせつです。

アミノ酸スコアとは、食事などから摂ることが必要な9種類の必須アミノ酸を基準にして、たんぱく源としての質を数値化したもの。食品中の窒素1gあたりに占める必須アミノ酸含有量を計算した値です。

たんぱく質の栄養成分としての価値は、食品に含まれる必須アミノ酸の種類と比率によって決まります。9種類の必須アミノ酸の中で、何かひとつでも少ない成分があれば、たんぱく質はその少ないアミノ酸を上限としてしか、体内で合成されません。これを「アミノ酸の桶の理論」といいます（92ページ参照）。

アミノ酸スコアでは必要なアミノ酸をバランスよく含んだ食品ほど高い数値で表現されます。バランスが悪いと、十分にたんぱく質を生成できないからです。最も優れた食品（たんぱく源）である「アミノ酸スコア100」の食品は、豚肉、鶏肉、魚、卵、乳製品、大豆などです。大豆は質の高いたんぱく質食品なのです。

納豆はたんぱく質の量の点でも問題ありません。

納豆に含まれるたんぱく質量は、1パック50g中、約8・25gです（図参照）。牛肉や鶏肉、きはだまぐろなど、たんぱく質の多い食品と比べても遜色ありません。

糖質を減らした分のエネルギーは、たんぱく質から摂るようにします。とりわけ、60代以降の方は、筋力不足を防ぐためにもたんぱく質を十分に摂るようにしましょう。

納豆のたんぱく質量

納豆に含まれるたんぱく質量は、1パック50g中約8.25g。ほかの高たんぱく食品と比べても引けを取りません。

食品名	たんぱく質量（可食部50gあたり）
糸引き納豆	8.25g
ひきわり納豆	8.30g
鶏むね肉　皮つき（生）	9.75g
鶏むね肉　皮なし（生）	12.20g
全卵（生）	6.10g
きはだまぐろ（生）	12.15g
牛かたロース　赤肉（生）	9.55g

※文部科学省「日本食品標準成分表2020版（八訂）」をもとに作成

アミノ酸の桶の理論

９種類の必須アミノ酸のうち、最も量が少ないアミノ酸を上限にしてしか、たんぱく質は合成されません。これが「アミノ酸の桶の理論」です。「アミノ酸スコア100」の食品とは、９種類のアミノ酸がすべてバランスよく含まれた良質の高たんぱく食品であることを示しています。

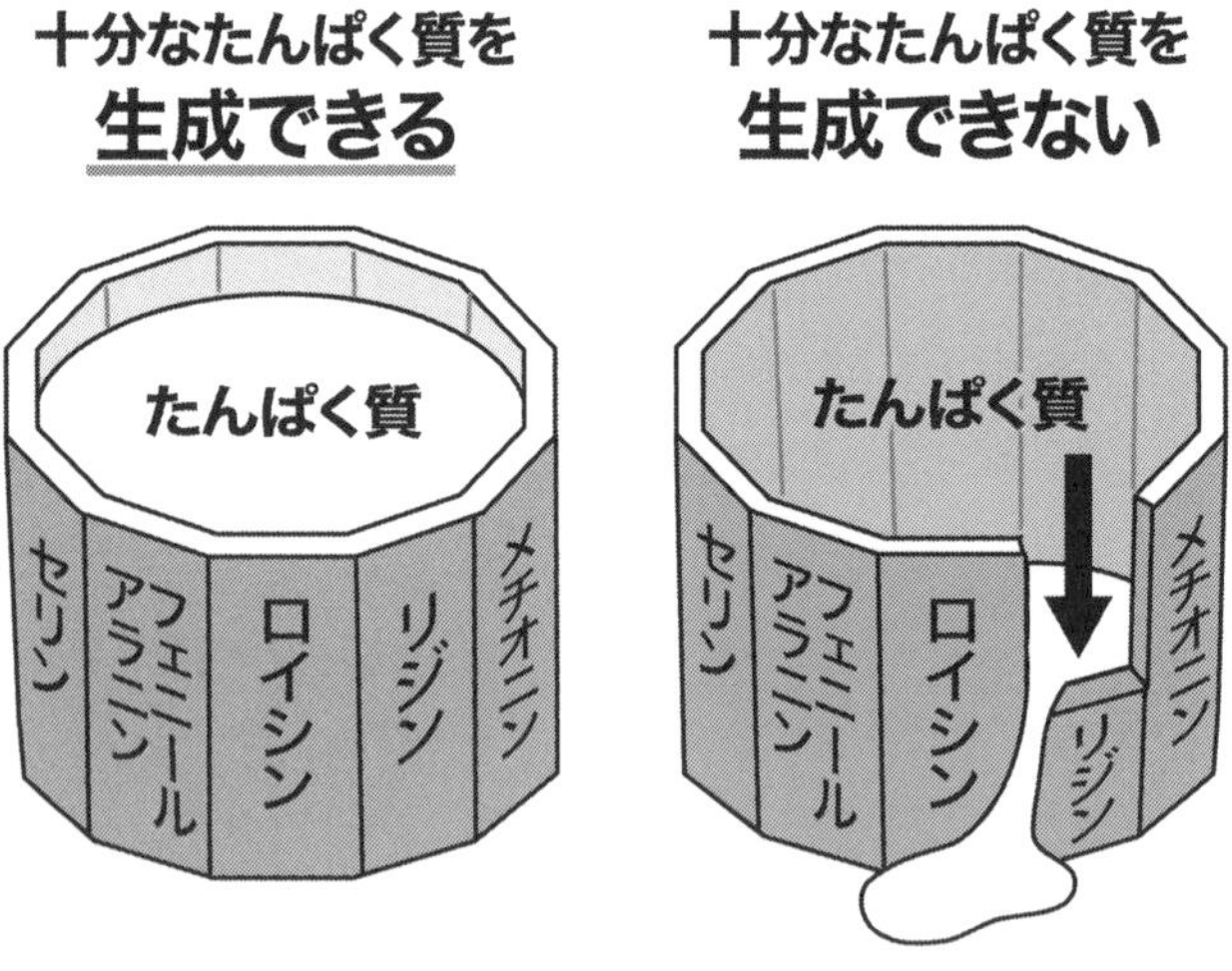

正しい「酢」の選び方

大さじ1杯15㎖あたりの炭水化物量が1・0g以下のものを選ぶ

酢は基本的には糖質がわずかしか含まれていません。

しかし、飲みやすくするために、果糖ぶどう糖液糖・果汁・砂糖・はちみつなどをブレンドしたものも多く見られます。コンビニやスーパーなどにも置いてある「お酢ドリンク」には、果汁やはちみつをブレンドしたものが多く見られます。

酢の選び方の基準として、大さじ1杯15㎖あたりの炭水化物量が1・0g以下であれば大丈夫と思います。

酢の瓶の裏のラベルに、大さじ1杯に含まれている炭水化物量が記載されています（94ページ）。ちなみに、炭水化物の量とは、糖質と食物繊維を合計したものですが、酢には食物繊維は入っていませんので、炭水化物と糖質量はほぼ同じと考えてよいでしょう。

また、健康効果を得るには1日に大さじ1杯15㎖の酢が必要です。

酢は元来酸っぱいもので、口当たりのいいものには糖質が予想以上に含まれています。甘い酢を体にいいと勘違いして毎日摂っていると、肥満や脂肪肝になってしまいます。甘い酢は要注意です。

私のおすすめは、必須アミノ酸の種類も含有量も多い「黒酢」です。

黒酢には、必須アミノ酸9種類のうちの8種類（リジン、フェニールアラニン、スレオニン、ロイシン、イソロイシン、バリン、メチオニン、ヒスチジン）が含まれ、さらにBCAA（バリン、ロイシン、イソロイシン）という筋肉を構成する重要なアミノ酸も多く含まれているため、運動時の持久力を高めたり、疲労を軽減させる効果があります。また、ビタミンB群やミネラル、ポリフェノールなども含まれています。

黒酢は長期間熟成させてつくるため、酢に特有のツンとくる香りが少なく、まろやかです。酢の酸味が得意ではない方にもおすすめです。

酢の栄養成分表示

酢のボトルの裏側にある栄養成分表示を見て、炭水化物量が1.0g（15㎖あたり）以下のものを選びましょう。

栄養成分表示
大さじ1杯(15ml)当たり

エネルギー	16kcal
たんぱく質	0.1g
脂質	0g
炭水化物	4.1g
食塩相当量	0.007g

(この表示値は、目安です。)

正しい「納豆」の選び方

国産大豆で、出汁にかつお節や昆布などを用いたものを

選び方のポイントとは――。

①大豆が国産か、外国産か？

日本の国内で毎年消費されている食用大豆のうち、国産は2割にすぎず、8割以上が主にアメリカから輸入されています。

値段は国産が高く、ラベルに国産・北海道産大豆使用などと記載されています。

②大豆が遺伝子組み換えか？

遺伝子組み換えとは、その食物がもともと持っていない特性を新たに持たせるため、別の生物から取り出した遺伝子を組み込む手法で、アメリカ産大豆の9割は遺伝子組み換えによってつくられています。大量生産ができる半面、健康へのリスクを心配する声もあります。

日本で流通している食用大豆の多くがアメリカ産で、遺伝子組み換えによるものが少なくありません。アメリカ産の大豆は国産よりも価格が安いわけがここにあります。

遺伝子組み換え大豆で、すぐに病気になる危険はありませんが、20年以上継続的に食べた場合の安全性の保障はありません。しかし、危険であるという科学的根拠が十分あるわけではありません。

③付属のたれに何が入っているか？

納豆のたれには添加物が多く含まれていることがありますが、果糖ぶどう糖液糖が含まれるたれは避けたほうがいいでしょう。ただし、出汁にかつお節・昆布などを用いたものはＯＫです。ラベルを確認することで簡単にわかりますから、納豆そのものよりどのようなたれを使っているかで選ぶようにしましょう。

実際、スーパーを回ってみると、比較的高価格の納豆は、国産で遺伝子組み換えではなく、たれも果糖ぶどう糖液糖など危険な甘味料は使用していないことが多いようです。ラベルをよく確認し、国産大豆で遺伝子組み換えをしていない、たれにも添加物が少なく自然由来のかつお節や昆布などを使用している納豆を選ぶようにしましょう。

PART 3

「酢」には
こんな
驚くべきパワーも

便秘を改善する

酢は胃酸の分泌を促し、腸管の蠕動《ぜんどう》運動を活発にする

酢は「酢酸」と呼ばれる酸が主成分。酢酸は独特の酸味や、ツンと鼻を刺す刺激臭のもととなっていますが、この酸味や刺激臭は胃酸の分泌を促します。胃酸は腸を刺激するため、便を排出する蠕動運動が活発になるといわれています。蠕動運動とは、胃や小腸で消化が終わった老廃物を、大腸の伸び縮みする筋肉の動きによって移動させ、体外へ排出させようとする動きのことです。

また、酢酸には胃腸の消化機能を活性化する作用もあるので、食べたものの消化を促し便秘の解消に役立ちます。

さらに、酢は腸内の善玉菌を増やすので、便通の改善効果が期待できます。

加えて酢に含まれる必須アミノ酸のひとつであるアルブミンは、便秘解消に有効な存在。アルブミンには、不要なものを体外へ排出する作用があるからです。

大腸の蠕動運動

蠕動運動とは、胃腸で消化が終わった老廃物を、大腸の伸び縮みする筋肉の動きによって移動させ、体外へ排出させようとする動きのこと。

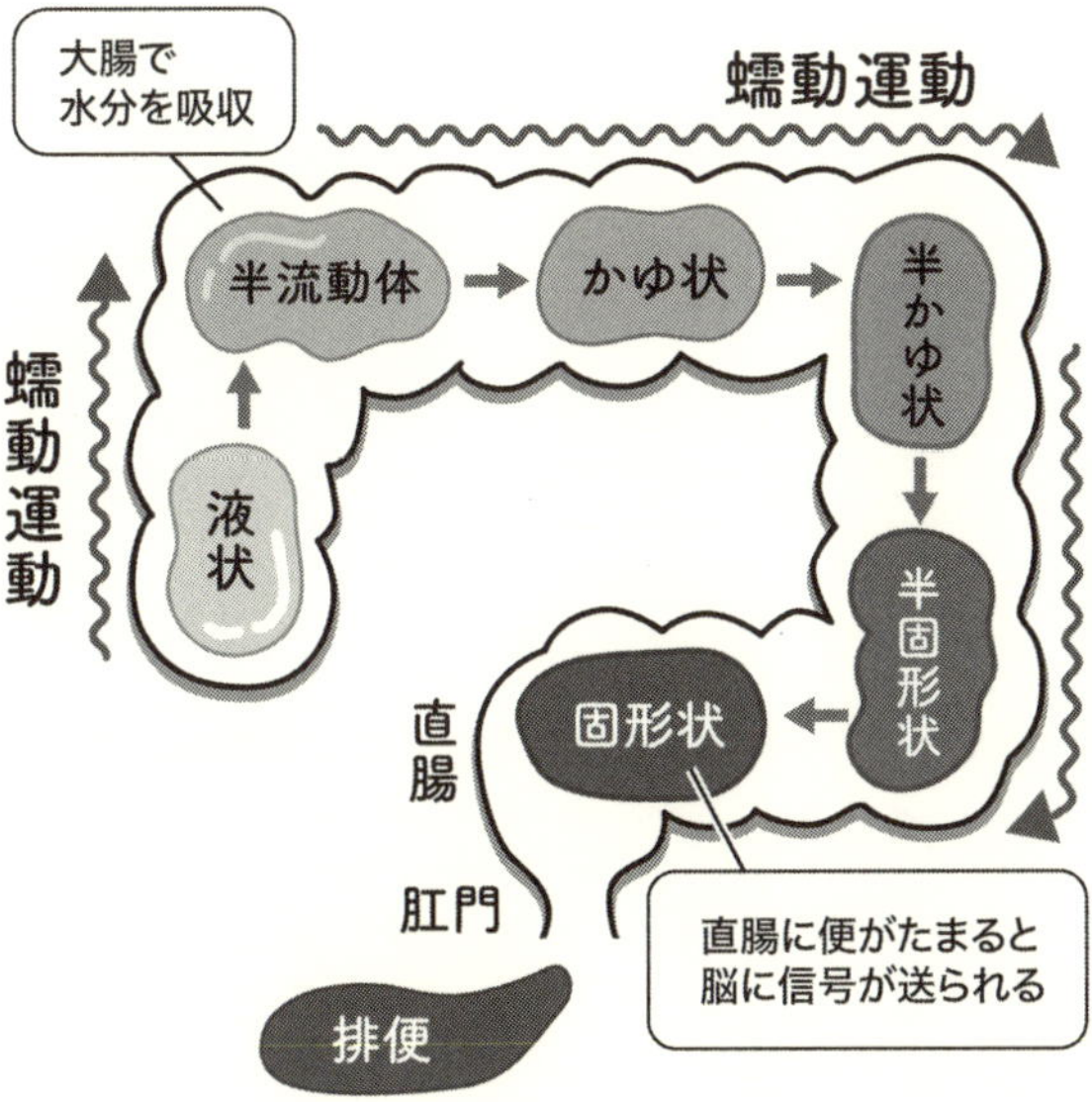

「酢」には疲労回復効果がある

酢のクエン酸が乳酸を分解し、疲労を回復

私たちが疲れを感じるのは、乳酸と呼ばれる疲労物質が体内に蓄積するためです。乳酸は通常なら代謝によって自然と消費されますが、代謝機能が衰え乳酸が体内に増えると体のさまざまな筋肉と結合してたまってしまい、疲労を感じるようになります。酢に豊富に含まれるクエン酸は、クエン酸回路のはたらきをサポートして乳酸の分解を助け、疲労の回復に貢献します。

クエン酸回路とはクエン酸がはたらきかけることにより、乳酸や糖質が分解されエネルギーに変わるサイクルのことです。このサイクルがうまく機能することによって、私たちの体は元気を取り戻したと感じます。酢にはクエン酸が豊富に含まれているため、クエン酸回路のはたらきを強力にサポートし、疲労を回復してくれるのです。

また、酢には、クエン酸以外にも、酢酸やアミノ酸など60種類以上の有機酸が含まれています。有機酸には乳酸の燃焼を促進する作用があり、疲労回復をもたらしてくれるのです。

クエン酸回路

クエン酸回路とは、クエン酸がはたらきかけることによって乳酸や糖質が分解され、エネルギーに変わるサイクルのことです。

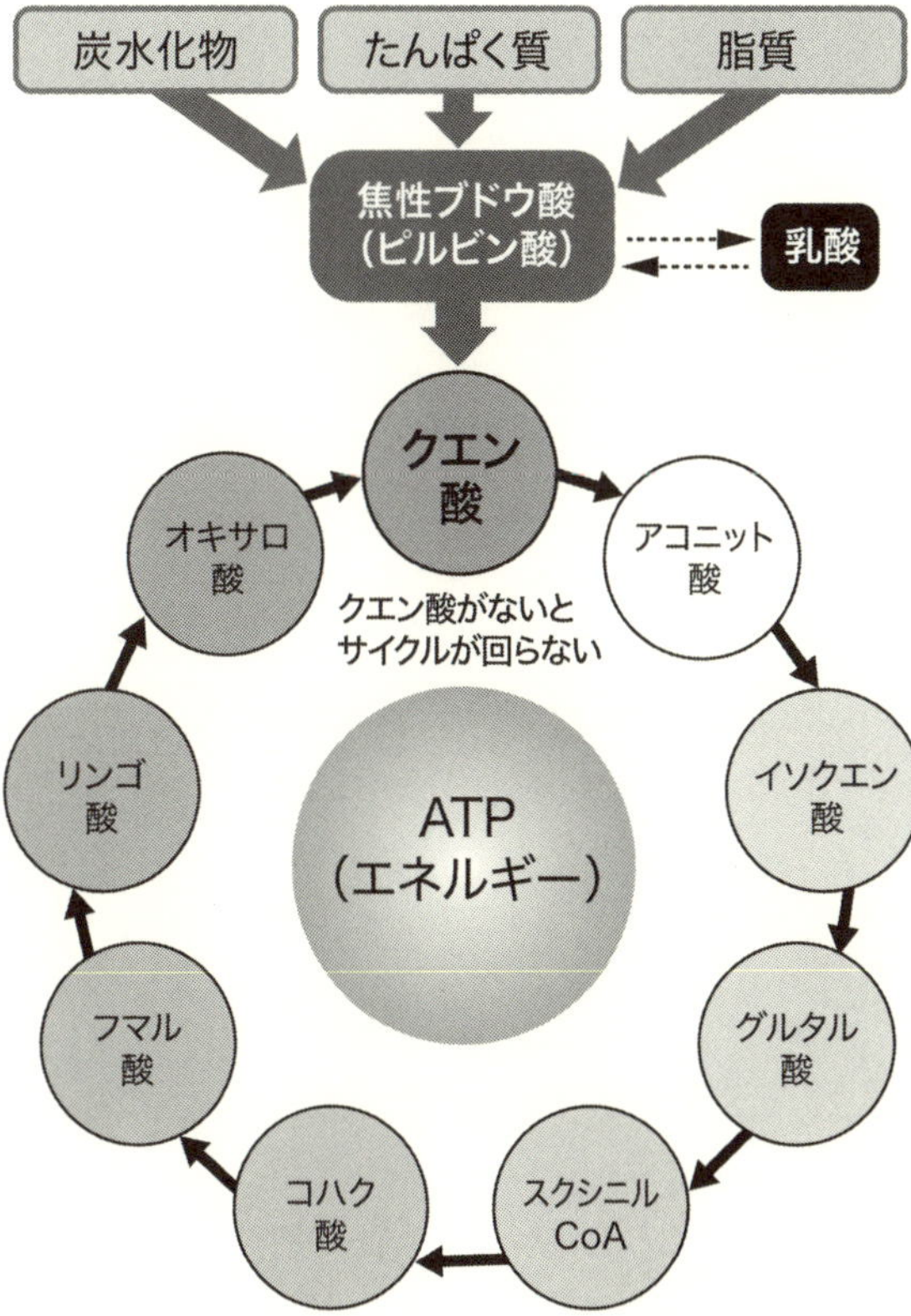

「酢」の大腸がん予防効果

ラットの実験で大腸がん前駆病変の発生率が33％まで抑制

タマノイ酢（株）は、京都大学、金沢医科大学と共同研究を行い、マウスを使った動物実験で、黒酢に含まれる成分には、長期間摂り続けることによって大腸がんを予防する効果があることを発見しました。

判明したのは、①「黒酢の、ヒトがん細胞に対する増殖抑制効果」と②「黒酢の、動物に対する大腸がん予防効果」の2つです。

①のがん細胞増殖抑制効果に関する実験では、ヒトの大腸がん・乳がん・肺がん・膀胱がん・前立腺がんを培養して細胞の増殖を調べたところ、黒酢を添加しない場合の増殖を100％とすると、培養液中に濃度0・1％の黒酢エキスを添加したとき、すべてのがん細胞の増殖率が10％以下に抑制されました。

②の大腸がん発生に関する黒酢の効果（動物の個体を使用した実験）では、ラットに発がん性物質を投与し、4週間後に、大腸がん前駆病変（将来、大腸がんとなる可能性の高い細胞群）の発生数を調べたところ、飲用水として水を与えたラットの大腸がん前駆病変の平均発生数を100％とすると、0・2％黒酢エキスを与えたラットでは、大腸がん前駆病変の発生率が33％まで抑

制されました。私たちの体内にある活性酸素は、ウイルスや病原菌などから体を守る重要なものですが、増えすぎてしまうと、がんや糖尿病などさまざまな疾病の原因となります。黒酢の成分が、活性酸素による腫瘍の発生を抑制するのではないかと考えられています。

大腸がんの死亡率が増え続けている

大腸がんの死亡率は1970年代以降、急速に増えています。

がんの死亡率の年次推移

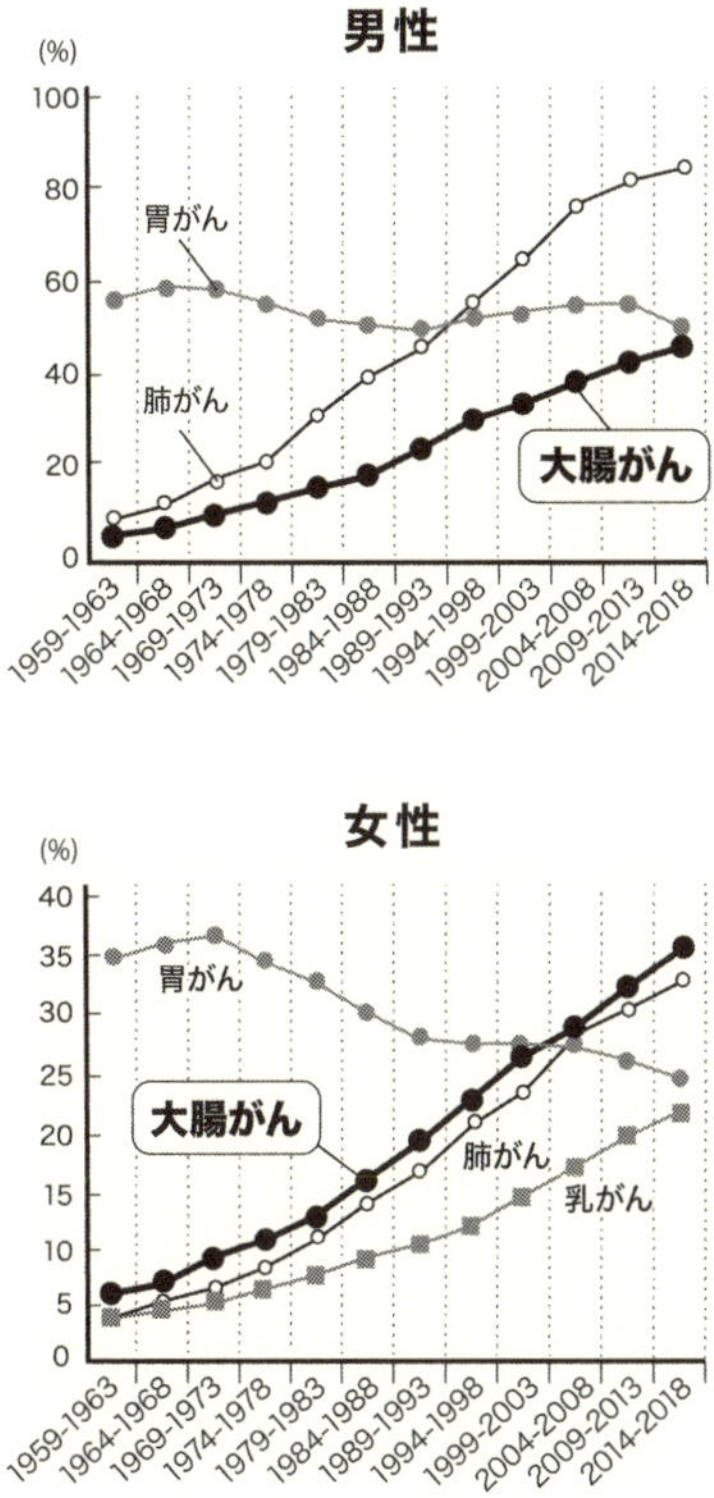

※国立がん研究センターがん情報サービス（がん登録・統計）

「酢」には食欲がないときに食欲を増進させる効果が

酸味が味覚や嗅覚を刺激し、唾液や胃酸の分泌を促す

お酢を食事の最初に摂ることで唾液がたくさん分泌されるとともに、酸味が味覚や嗅覚を刺激して、食欲をコントロールしている脳の摂食中枢にはたらきかけ、食欲アップにつながるといわれています。唾液量が増えることで、消化吸収も高まります。

同時に胃液の分泌を促し消化酵素のはたらきを活発にして、栄養を分解・吸収する手助けもします。

疲れたとき、食欲がないときなどは、お酢を使った料理を食べると食欲が増します。

酢のさっぱりとした酸味が味覚や嗅覚を刺激し、唾液や胃酸の分泌を促し、食欲を増進させるということです。夏バテ対策にも有効です。

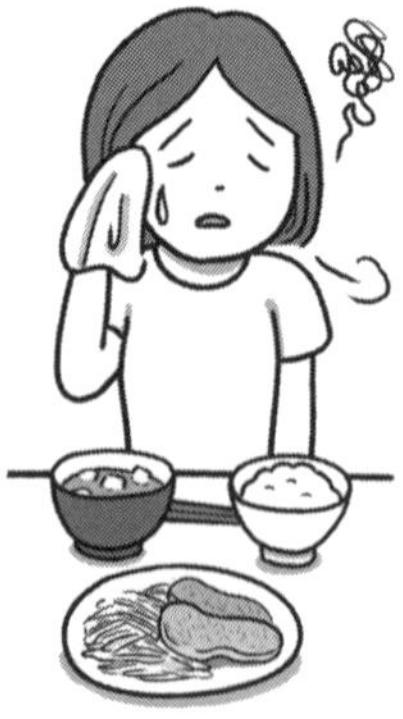

善玉菌を増やして悪玉菌を減らし、腸内環境を改善する

腸内環境は全身の健康に深く関わっている

腸内環境とは、腸のなかの細菌を含めた、腸内全体のことをいいます。

私たち人間の腸には、体内に棲む細菌の9割にあたる1000種類・100兆個もの細菌がいるといわれます。細菌の重さだけで1~2kgあることになります。

細菌は種類や性質によって集まり、腸の中で生態系をつくり、毎日活動しています。その様子が品種ごとに並んだ「お花畑（Flora）」に似ていることから「腸内フローラ」と呼ばれることもありますが、正式名称は「腸内細菌叢《ちょうないさいきんそう》」です。

腸内細菌には3種類のグループがあります。善玉菌、悪玉菌、そのどちらでもない日和見菌のグループです。

善玉菌は乳酸や酢酸などをつくり、腸内を酸性にすることによって、悪玉菌の増殖を抑えて腸の運動を活発にし、食中毒菌や病原菌による感染の予防や、発がん性を持つ腐敗産物の産生を抑制する腸内環境をつくってくれます。また腸内でビタミン（B_1・B_2・B_6・B_{12}・K、ニコチン酸、葉酸）をつくり出してくれます。

一方の悪玉菌は、腸内で有害物質をつくり、腸内の腐敗を進めたり、炎症を起こしたり、発が

ん性物質をつくり出したりします。

ただし、悪玉菌といっても、消化・吸収を助けたり免疫機能を高めたりするなど、体の健康を維持するために必要な役割も果たしているので、不必要なわけではありません。

また、日和見菌は健康なときはおとなしくしていますが、体が弱ると腸内で悪いはたらきをする菌です。

たいせつなのは3つのグループのバランスです。健康な人は、善玉菌20％、悪玉菌10％、日和見菌が70％のバランスになっています。理想的な腸内環境のためには、悪玉菌よりも善玉菌を優勢に保つことがたいせつなのです。

腸内環境は、体に大きな影響を与えます。細菌のバランスが崩れることで、お腹が痛くなったりするほか、便がかたくなりすぎたり、ゆるくなりすぎたりすることもあります。

腸は体の免疫力、代謝、脳機能などの全身のはたらきに深く関わっており、腸内環境を整えることには多くのメリットがあります。

●〈メリット1〉免疫力が上がる

腸には、体の免疫細胞の70％が集まっていて、これを「腸管免疫」と呼んでいます。口や鼻からウイルスや細菌が入ってくることが多いので、これらの外敵から体を守るための免疫部隊として、腸内細菌が免疫細胞のサポートをしているのです。腸内環境を整えることは、体の免疫力アップにつながります。

●〈メリット2〉**代謝が上がり太りにくくなる**

腸内環境がよいと、栄養をスムーズに吸収することができ、体の隅々に栄養が行きわたりやすくなります。代謝の役割を担っている肝臓にも栄養が効率よく運ばれ、活発にはたらけるようになり、代謝が上がります。ほかの内臓も正常にはたらくので体温が上がり、エネルギーが消費されやすい体になります。

●〈メリット3〉**質のよい睡眠が取れるようになる**

眠気を催すメラトニンというホルモンは、トリプトファンという物質によって生み出されますが、トリプトファンは体内に取り込んだたんぱく質を腸内細菌が分解・合成することでつくり出されます。腸内環境が整うと、トリプトファン生成の効率がよくなるため、よりよい睡眠が取りやすくなるのです。

●〈メリット4〉**老化予防効果が期待できる**

老化は細胞や組織の炎症が関係すると考えられています。腸内環境を整えると免疫細胞がよい状態に保たれ、炎症を抑えられるため、老化予防につながる可能性があります。

逆に、腸内環境が悪くなるとどうなるでしょうか。

まず、便秘や下痢になったり、腹痛になったりします。これらは悪玉菌が優勢になり、腸内環境全体のバランスが崩れているために起こる症状です。

また、腸内環境が悪いと免疫力も低下します。小腸にある免疫細胞が集まる器官のはたらきが弱くなるからです。

酢には抗菌作用があり、腸内の悪玉菌を減らしてくれます。また腸内の善玉菌は、酢に含まれている「グルコン酸」が大好きで、酢を摂ると善玉菌が増えて活発に活動してくれるようになります。その結果、腸の血流がよくなって蠕動《ぜんどう》運動が活発になり、腸内環境が改善されます。

腸内細菌の種類

腸内細菌には、善玉菌、悪玉菌、日和見菌の３種類があります。

善玉菌	日和見菌	悪玉菌
乳酸菌、 ビフィズス菌など	バクテロイデス、 連鎖球菌など	大腸菌（有毒株）、ウェルシュ菌、ブドウ球菌など
・腸の運動を促す ・ビタミンを合成する ・免疫機能を高める ・感染を防御する ・消化・吸収を促進する	健康なときはおとなしくしており、抵抗力が低下するなど、何らかのきっかけで悪いはたらきをするようになる。	・腸内を腐敗させる ・毒素や発がん性物質をつくり出す ・ガスを発生させる ・腸の運動を妨げる

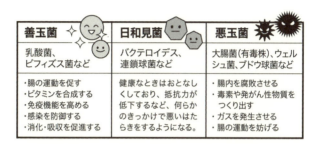

健康を維持するためには悪玉菌よりも善玉菌を優勢に保つことがたいせつ。

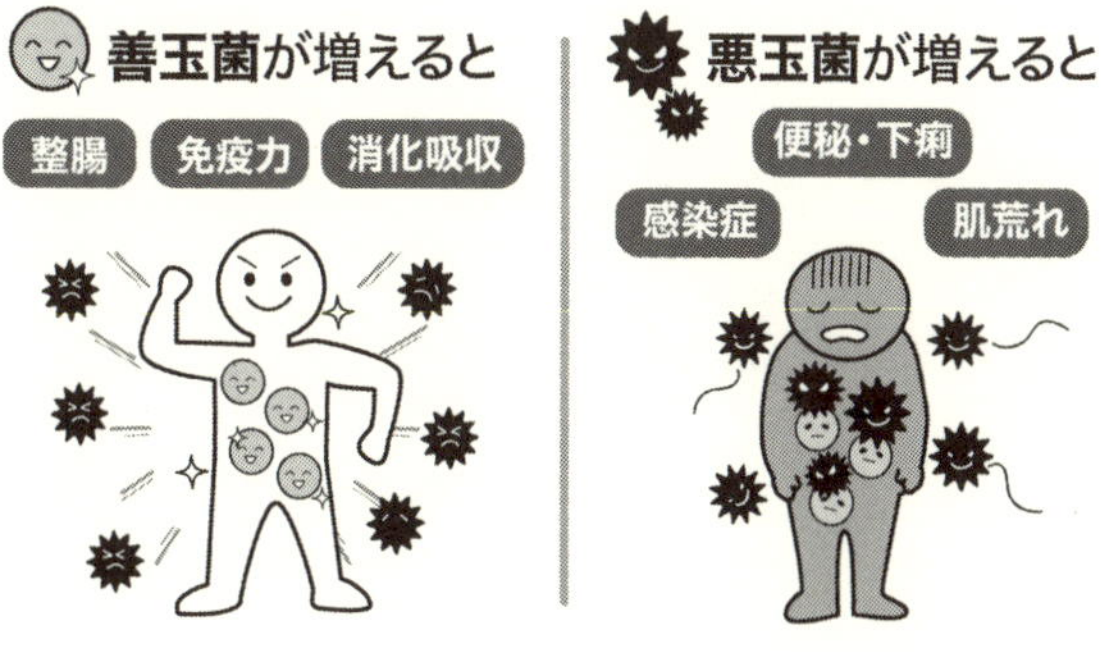

善玉菌・悪玉菌・日和見菌のバランス

健康な人は、善玉菌20%、悪玉菌10%、日和見菌70%のバランスに。

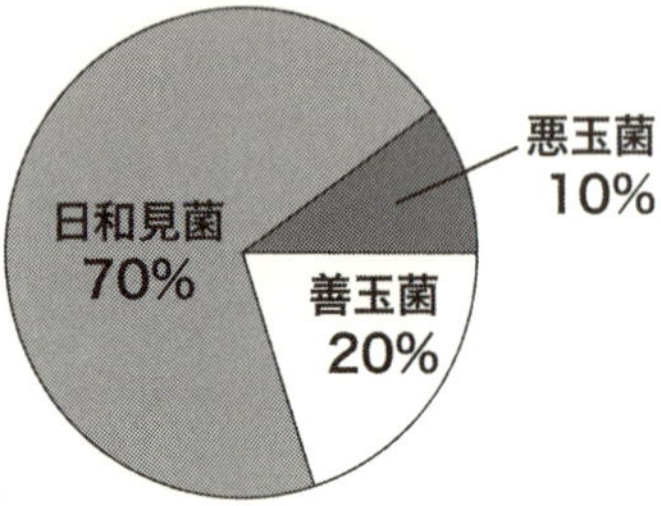

腸内環境を整えるメリット

腸内環境を整えることは全身の健康に大きな効果をもたらします。

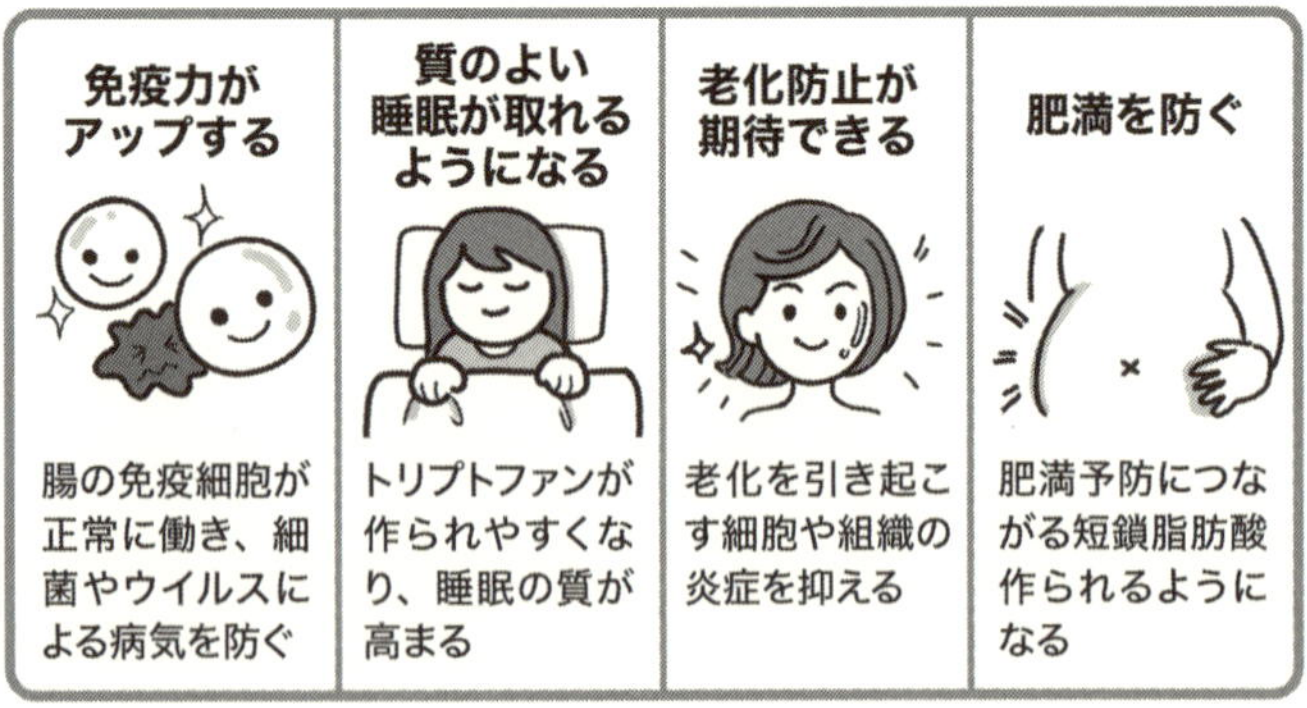
免疫力がアップする
腸の免疫細胞が正常に働き、細菌やウイルスによる病気を防ぐ
質のよい睡眠が取れるようになる
トリプトファンが作られやすくなり、睡眠の質が高まる
老化防止が期待できる
老化を引き起こす細胞や組織の炎症を抑える
肥満を防ぐ
肥満予防につながる短鎖脂肪酸作られるようになる

「酢」には美肌効果も

シミ・そばかすを防ぎ、むくみも解消

酢に含まれる酢酸は、消化液の分泌を促して腸を刺激してくれるため、便秘の解消に効果的。便秘が解消されることで腸内環境を整え、肌の新陳代謝が高くなり、美肌へと導いてくれます。

また、酢酸は胃酸の分泌を促し、鉄を吸収しやすくしてくれます。女性は鉄分不足になりやすいのですが、その状態を放っておくと鉄欠乏性貧血になって酸素が全身に回りにくくなることがあります。そのせいで、顔色が悪くなる、髪の毛や爪などのツヤがなくなるなど、美容面にも悪い影響が出てしまいます。バランスのよい食事にお酢をプラスすると貧血予防になり、髪の毛や爪を健康に保つのにも役立てられるのです。

また、酢に含まれるアミノ酸は肌の水分を保つため、保湿効果やハリを与えるはたらきがあります。また、アミノ酸に含まれるチロシンやトリプトシンと呼ばれる成分は、成長ホルモンの分泌を促し、ターンオーバー（肌の新陳代謝）を整え、健康な肌を維持してくれます。

酢には、肌荒れの原因となる過酸化脂質の増加を防ぎ、肌を健康な状態に保つはたらきがあります。また、ビタミンCを破壊する酵素のはたらきも抑えてくれるため、シミやそばかすの予防、美白にも有効です。

腎臓系が弱っているときに体はむくみやすいといわれています。腎臓は体内が弱アルカリ性のときに最もよくはたらき、むくみやすい人は体が酸性に傾いてしまっている可能性があります。酢自体は酸性ですが、体内に取り込まれた酢は体を弱アルカリ性に保つはたらきがあり、むくみ解消に効果的です。

酢には美肌効果がこんなにも

- 酢の酢酸が、貧血を予防し、顔色が悪くなったり、髪の毛や爪のツヤがなくなるのを防ぐ
- 酢のアミノ酸が、肌の保湿を保ち、ハリを与える
- 酢のアミノ酸に含まれるチロシン、トリプトシンは健康な肌を維持する
- 肌荒れの原因となる過酸化脂質を減らし、肌を健康な状態に保つ
- ビタミンCを破壊する酵素のはたらきを抑え、シミ・そばかすを防ぐ
- 体を弱アルカリ性に保ち、むくみ解消に役立つ

カルシウムが吸収されやすくなり、骨粗鬆症を予防する

牛乳を酢と同時に摂ると、吸収率が約20%上昇

カルシウム（Ca）は自然界では炭酸カルシウム、リン酸カルシウムなどの安定したかたちで存在しており、体内に取り込むためには、カルシウムにくっついている諸々を強力な胃酸ではがして、Caイオンの状態にしなければなりません。胃酸がいくら強力な酸でも、全部を溶かすことはむずかしいのです。そこで酢の出番。酢の主成分である酢酸は、食材そのものにはたらきかけて、食材に含まれるカルシウムを吸収しやすいかたちにしてくれるのです。

体内のカルシウムは約99%が骨と歯に存在し、骨や歯を丈夫に整えるたいせつな栄養素です。

骨粗鬆症は、骨の量（骨量）が減って骨が弱くなり、骨折しやすくなる病気で、日本には約1000万人以上の患者がいるといわれ、高齢化にともなって増加傾向にあります。転ぶなどのちょっとしたはずみで、背骨（脊椎の圧迫骨折）、手首の骨（橈骨遠位端骨折《とうこつ》）、太ももの付け根の骨（大腿骨頚部骨折）などが骨折しやすくなります。

慢性的にカルシウムの摂取量が不足すると、カルシウムが骨から取り出される量が多くなることによって骨量が減少し、骨粗鬆症になる可能性が高くなります。骨の健康のためには、十分な量のカルシウムを摂取することが必要です。

カルシウムは牛乳などの乳製品に多く含まれますが、牛乳に含まれるカルシウムの約50％しか体内に吸収されません。

しかし、牛乳を酢と同時に摂ると、吸収率が約20％上昇することがわかっています。

また、アサリのみそ汁に酢を少々加えることによって、カルシウムたっぷりに出来上がるといわれています。酢にはカルシウムの吸収を高める効果があるのです。

カルシウムを多く含む食品

カルシウムは、牛乳、チーズ、ヨーグルトなどの乳製品、骨ごと食べられる小魚、豆腐や納豆などの大豆製品、野菜類や海藻などに多く含まれています。

食品群	食品名	摂取量（g）	カルシウム含有量（mg）
牛乳、乳製品	牛乳	コップ１杯（200）	220
	ヨーグルト	１パック（100）	120
	プロセスチーズ	１切れ（20）	126
野菜類	小松菜	１／４束（70）	119
	菜の花	１／４束（50）	80
	水菜	１／４束（50）	105
	切り干し大根	煮物１食分（15）	81
海藻	ひじき	煮物１食分（10）	140
小魚	さくらえび（素干し）	大さじ１杯（5）	100
	ししゃも	３尾（45）	149
豆類	木綿豆腐	約１／２丁（150）	180
	納豆	１パック（50）	45
	厚揚げ	１／２枚（100）	240

※農林水産省「みんなの食育」より

骨粗鬆症

骨粗鬆症になると、骨の中は鬆《す》が入ったようなスカスカの状態になり、もろくなってしまい、わずかな衝撃でも骨折をしやすくなります。なかでも特に多いのが､脊椎(背骨)圧迫骨折や大腿骨近位部(脚の付け根)骨折です。

骨粗鬆症による骨折をしやすい部位

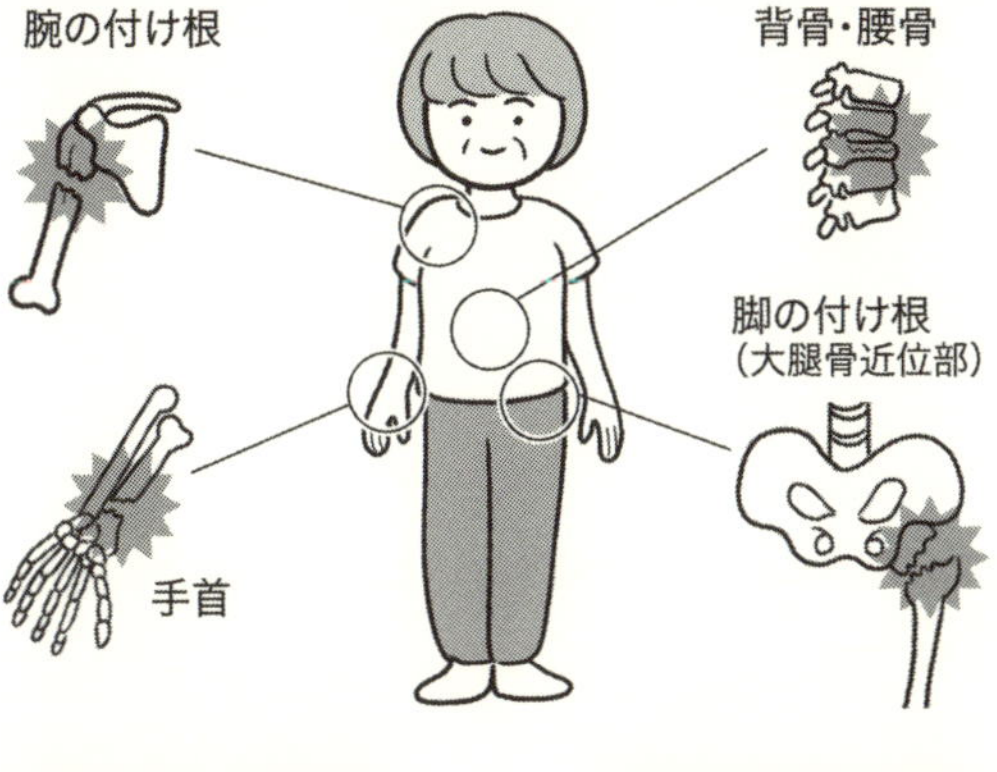

健康な骨

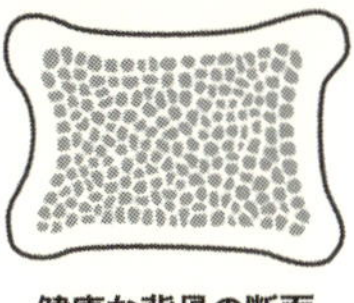

健康な背骨の断面

骨粗鬆症の骨

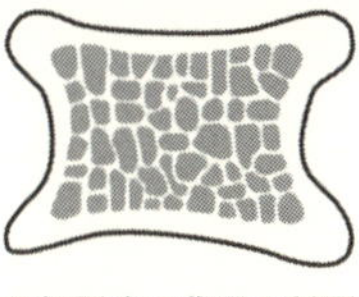

骨粗鬆症の背骨の断面

カルシウムの体内吸収量を増やして、イライラ・ストレスを防止

カルシウム不足になると神経細胞が興奮を起こす

体内のカルシウムの99％は骨と歯に存在し、残りの1％は血液と細胞に存在します。

この1％のカルシウムは、神経の情報伝達を助ける役割を果たしています。

カルシウムは神経の興奮と大いに関係があります。神経が興奮するときに細胞はカルシウムを必要とします。カルシウムは細胞の外（血液）にもありますが、細胞の中にも貯蔵されています。カルシウム不足になると細胞の中に貯蔵されたカルシウムが異常に放出されて、神経細胞が余計な興奮を起こします。これがイライラや不安を引き起こす原因です。

また、カルシウムは交感神経のはたらきを抑えることで、過度の緊張状態に陥るのを防ぎます。

そのため、カルシウムを適切に摂取することで神経系の健康を維持し、間接的にイライラの改善につながります。カルシウムはストレスを和らげる効果もあるのです。

カルシウムを含む食材を酢と一緒に摂ることによって、カルシウムの摂取量が増え、イライラや不安、ストレスを和らげてくれます。

カルシウムの摂取量は、全年代で推奨量に足りていません。酢を活用し、カルシウムを積極的に摂取するように努めましょう。

年齢別カルシウム推奨量

厚生労働省の「日本人の食事摂取基準（2020年版）」では、カルシウムの1日の推奨量が以下のように決められています。

カルシウムの食事摂取基準　推奨量（mg / 日）8歳以上

年齢	男性	女性
8～9歳	645	750
10～11歳	708	732
12～14歳	991	812
15～17歳	804	673
18～29歳	789	661
30～49歳	738	660
50～69歳	737	667
70～74歳	769	652
75歳以上	720	620

※厚生労働省「日本人の食事摂取基準（2020年版）」より

カルシウム摂取量

2019年の「国民健康・栄養調査」によると、全年代の1日の平均摂取量は男性520mg、女性509mgで、全年代の推奨量に足りていません。

カルシウムの摂取量　平均値（mg / 日）7歳以上

年齢	男性	女性
7～14歳	676	594
15～19歳	504	454
20歳以上	503	494
65～74歳	558	567
75歳以上	561	525

※厚生労働省「国民健康・栄養調査（2019年）」より

カルシウムが吸収されやすくなると、認知症の防止にも役立つ

カルシウムが不足すると記憶を保存する細胞が傷つけられてしまう

体内のカルシウムの99%が骨や歯の中に含まれ、残りの1%は血液や細胞の中に含まれています。血液中のカルシウム濃度が低下すると、骨の中に含まれているカルシウムが血液へと供給されますが、カルシウムが不足している状態が長く続くと、骨からカルシウムがどんどん供給されるようになってしまいます。それによって、血中のカルシウム濃度が上がってしまうと、結果として血圧が上昇してしまうことになります。そのため、普段から積極的にカルシウムを摂取すれば、カルシウム濃度の上昇による血圧上昇が抑えられ、血圧が安定します。

慢性的にカルシウムが不足することは、骨をもろくすることや血圧を上げてしまうだけでなく、認知症やアルツハイマー病を発生させる原因にもなります。

血液中のカルシウム濃度が高くなりすぎてしまうと、カルシウムが脳やその他の免疫細胞に入り込んでしまい、それぞれのはたらきを妨害してしまうからです。特に、脳にカルシウムが入り込んでしまうと記憶を保存するたいせつな細胞が傷つけられてしまい、それによって認知症やアルツハイマー病が引き起こされやすくなります。

血中のカルシウム濃度を高めすぎないようにするためには、積極的にカルシウムを摂取するこ

とがたいせつです。

高齢化が進むとともに、認知症が増え、65歳以上の認知症患者数は、2025年には約675万人（有病率18・5％）と5・4人に1人程度が認知症になると予測されています。それだけに、認知症を防ぐ意味でも、酢を毎日摂るようにしてカルシウムが吸収されやすくなるようにしましょう。

認知症は増え続けている

2025年には65歳以上の5.4人に1人が認知症を発症すると推計されています。

日本における認知症の人の将来推計

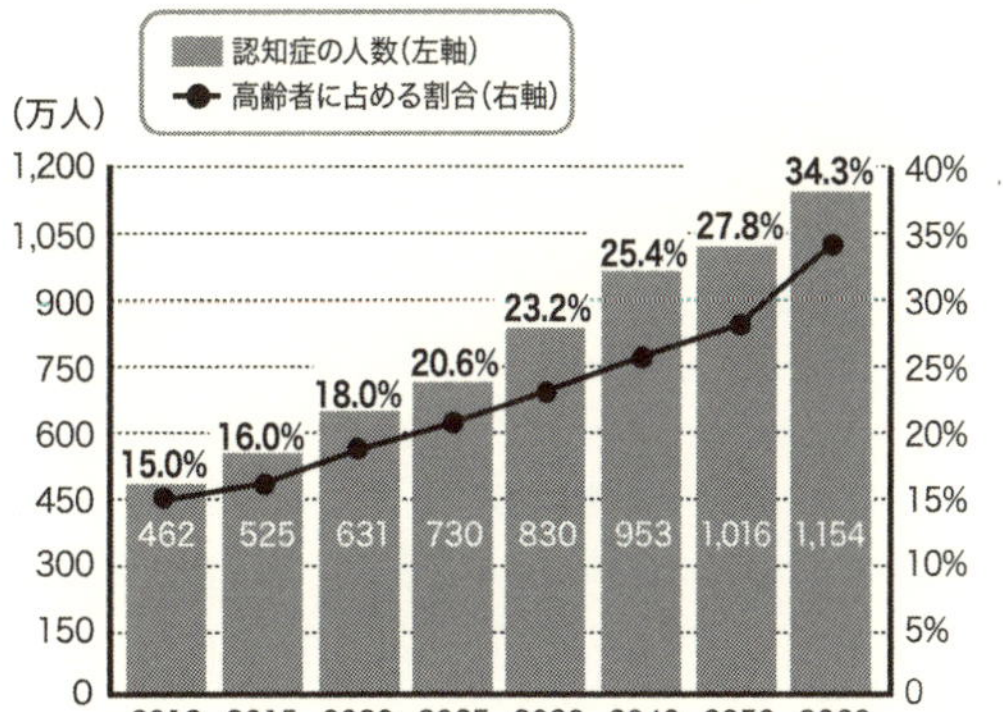

※厚生労働省「認知症施策推進総合戦略」をもとに作成

「酢」は過剰摂取すると歯や胃腸へ悪影響を与える可能性があるため、適量を守ること

酢は適量を守ろう

酢の主成分は酢酸。ご存じの通り、酸にはものを溶かす作用があり、摂りすぎは胃や腸に炎症を起こしやすくなる、歯のエナメル質を溶かすなど、体に負担となることがあります。本書ですすめている酢の適量は1日15㎖（大さじ1）ほどで、納豆と混ぜて摂取すると炎症を起こしにくくなります。

酢は、水で薄めたり、料理に使ったりすれば酸性は弱まるので、摂取しやすくなります。

とはいえ、胃腸が弱い人、胃もたれしたときなど、「酢は体によいから」と無理して摂るのは逆効果になりかねません。

もし、歯が溶けるのが心配だという人は、歯に直接触れないようストローを使って飲むのもよいでしょう。

「酢」と一緒に食べると効果が倍増する食材とかんたんレシピ

効果を高める食材は、野菜、青魚、小魚、海藻

酢と一緒に食べると効果が倍増する食材は、野菜、青魚、小魚、海藻です。

野菜には、血糖値急上昇を防ぐ食物繊維、血圧を下げるカリウム、コレステロールの吸収を抑える水溶性食物繊維、抗酸化作用があり動脈硬化を予防するβ《ベータ》カロテンやビタミンC・Eなどが含まれています。

青魚に含まれるEPAとDHAは、血液をサラサラにし、中性脂肪やコレステロールの値を下げ、善玉コレステロールを増やしてくれます。また、認知力を回復させる効果も考えられます。

小魚に含まれるカルシウムは、骨や歯の形成に必要な栄養素で、骨の成長や骨粗鬆症の予防に欠かせません。また、カルシウムは心を落ち着かせるなどの効果も知られています。

海藻に含まれている水溶性食物繊維は、腸内環境を整え、便秘の解消に効果的。さらに血糖値の上昇をゆるやかにしたり、コレステロール値を下げたり、大腸がんの発生を抑制するという効果も期待されています。

酢と野菜、青魚、小魚、海藻を含む料理を紹介しましょう。

酢＋野菜
血糖値急上昇を防ぐ、血圧を下げる、コレステロールの吸収を抑える、動脈硬化を予防する

＊材料はいずれも作りやすい分量。
＊保存容器は煮沸消毒が可能なガラス製の瓶などを使用し、必ず冷蔵庫で保存して2〜3日で食べきるようにしてください。

●ピクルス

［材料］
きゅうり 40g、ニンジン 30g、大根 30g（野菜を合わせて100g）、酢 大さじ2、水 大さじ2、塩 少々、砂糖 小さじ1、鷹の爪（輪切り）少々

［作り方］
野菜はすべて5〜6センチ長さの拍子木切りにする。酢、水、塩、砂糖、鷹の爪を混ぜ合わせ、野菜を加える。保存容器に入れ、冷蔵庫で約半日、漬け込む。

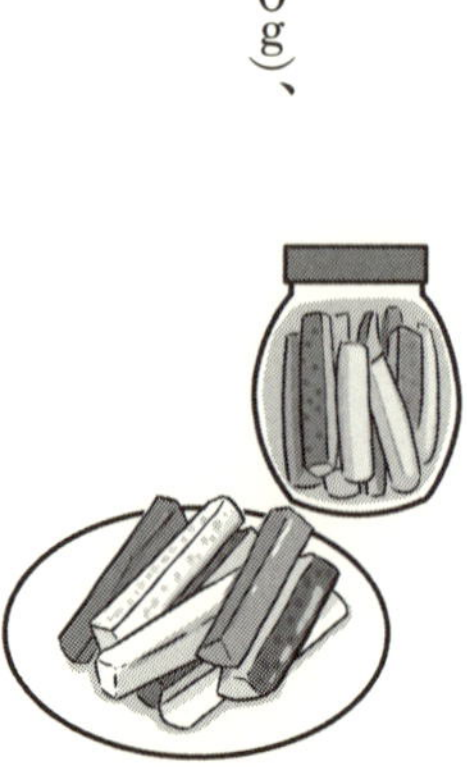

●酢キャベツ

［材料］

キャベツ50g、

酢大さじ1、塩少々、

［作り方］

キャベツは粗めの千切りにし、水に放し、ざるにあげ、キッチンペーパーに包んで水けをよくきる。

ビニール袋に入れて塩を加え、軽くもんでなじませる。

酢を加えて再度もみ込む。

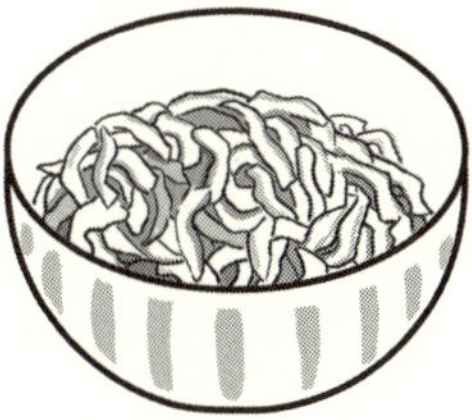

●**酢ニンジン**

［材料］

ニンジン 50g、酢 大さじ1

［作り方］

ニンジンは4～5センチ長さの千切りにして、保存容器に入れる。

酢を加え、冷蔵庫に入れて約半日、漬け込む。

●**酢玉ねぎ**

［材料］

玉ねぎ 50g、酢 大さじ1、はちみつ 小さじ1

［作り方］

玉ねぎは皮をむき、縦半分に切り、繊維に沿って薄切りにし、保存容器に入れる。

酢とはちみつを加えて軽く混ぜ、冷蔵庫で一晩寝かせる。

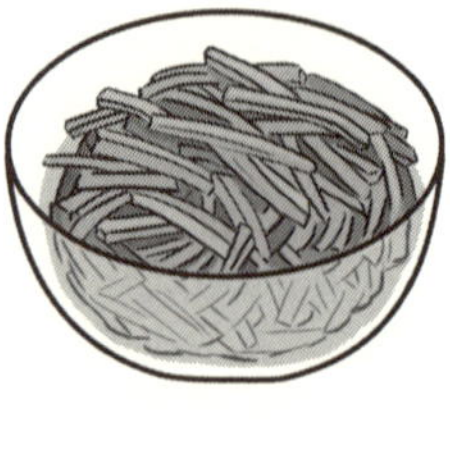

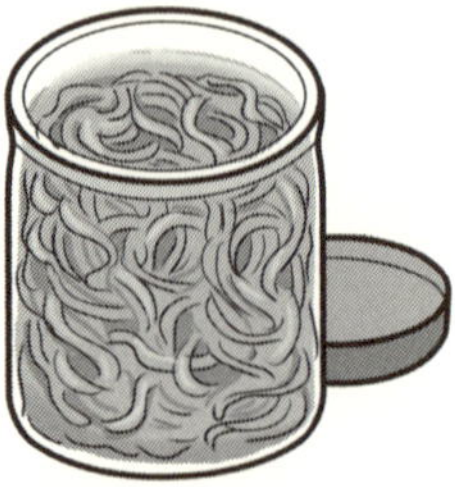

酢＋青魚
血液サラサラ効果、中性脂肪・コレステロール値を下げ、善玉コレステロールを増やす。認知力回復・向上効果も

＊材料はいずれも作りやすい分量。

●アジの酢じめ
［材料］
アジ　1尾（150g）、
酢適量、塩少々、おろししょうが少々

［作り方］
アジは三枚におろし（正味50g）、両面にまんべんなく塩をふってバットに並べ、約15分おく。
キッチンペーパーで水けを拭き取り、酢をヒタヒタになるまで注ぎ入れる。
途中、裏返して約5分間、酢じめにする。そぎ切りにして器に盛り付け、おろししょうがを添える。

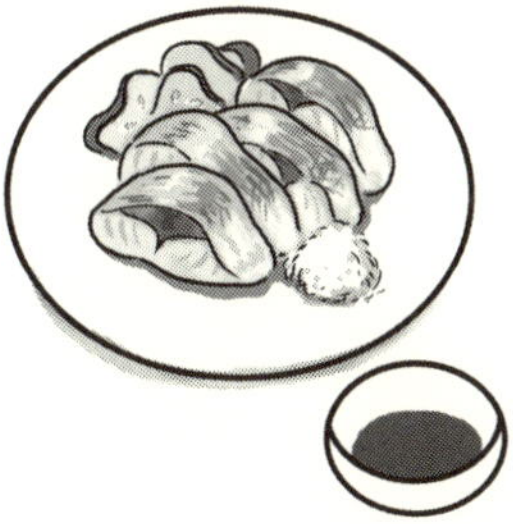

●イワシのマリネ

［材料］
イワシ 1尾（100g）、レモン 1/8個、新玉ねぎ 30g、
酢 大さじ1/2、オリーブ油 大さじ 1/2、砂糖 大さじ 1/2、
塩 少々、こしょう 少々

［作り方］
イワシは三枚におろし（正味55g）、レモンはいちょう切り、
新玉ねぎは皮をむき、縦半分に切って繊維に沿って薄切りにする。
酢、オリーブ油、砂糖、塩、こしょうをボウルに入れ、混ぜ合わせる。
イワシ、レモン、新玉ねぎを加え、冷蔵庫で約30分寝かせ、
味をなじませる。

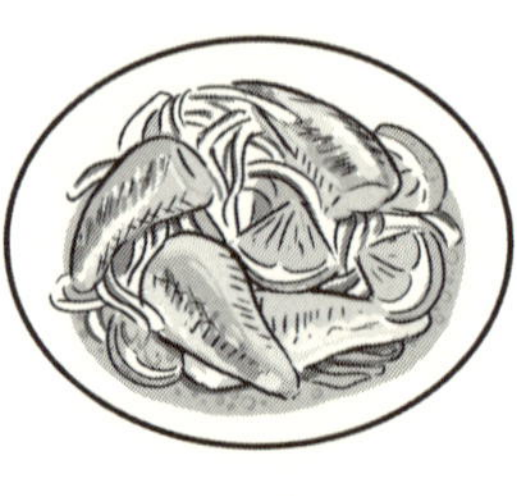

酢＋小魚
骨粗鬆症の予防に不可欠のカルシウムがたっぷり。
カルシウムには心を落ち着かせる効果も

＊材料はいずれも作りやすい分量。

●小魚（小アジ・わかさぎ）のマリネ

［材料］
小アジ80g、小麦粉10g、揚げ油 適量、玉ねぎ10g、ニンジン10g、ピーマン10g、パプリカ10g、酢 大さじ3、砂糖 小さじ3、塩 少々、鷹の爪（輪切り）少々

［作り方］
バットに酢、砂糖、鷹の爪を入れ、千切りにした野菜を入れる。
小アジは塩をすり込んで水でよく洗い、水けを拭いて小麦粉をまぶし、揚げ油できつね色になるまで揚げる。
熱いうちにバットに加え、粗熱が取れたら冷蔵庫に入れて2～3時間、味をなじませる。

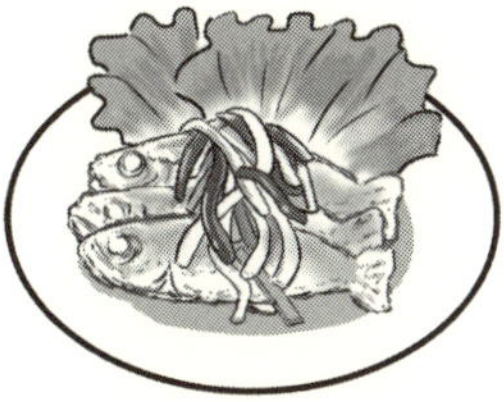

酢＋海藻

海藻に含まれる水溶性食物繊維は、腸内環境を整え便秘を解消、血糖値上昇をゆるやかにし、コレステロール値を下げ、大腸がんを予防する効果も

＊材料はいずれも作りやすい分量。

●ワカメ酢

［材料］

ワカメ（乾燥）5g、

酢 大さじ½、砂糖 小さじ ½、しょうゆ 小さじ1、

いり黒ごま 少々

［作り方］

ワカメは水でもどし、軽く水洗いして、キッチンペーパーに包んでよく絞り、食べやすい大きさに切る。

酢、砂糖、しょうゆを混ぜ合わせ、ワカメを加えて和える。

器に盛り、黒ごまをふる。

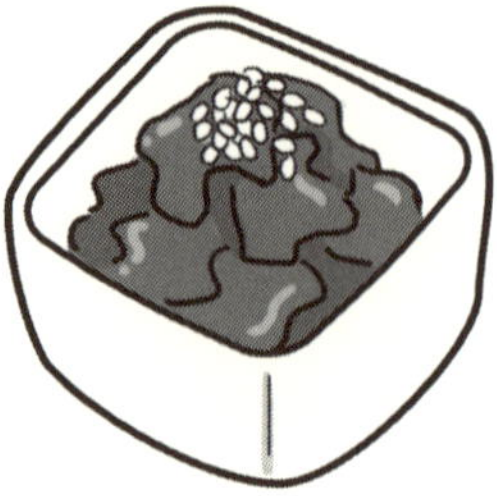

●ワカメときゅうりの酢の物

［材料］

ワカメ（乾燥）4g、きゅうり50g、塩少々、

酢大さじ1、砂糖小さじ1

［作り方］

ワカメは水でもどし、軽く水洗いして、

キッチンペーパーに包んでよく絞り、食べやすい大きさに切る。

きゅうりは薄切りにし、塩をふって軽くもみ、水けを絞る。

酢、砂糖を混ぜ合わせ、ワカメときゅうりを加えて和え、

冷蔵庫で約30分、味をなじませる。

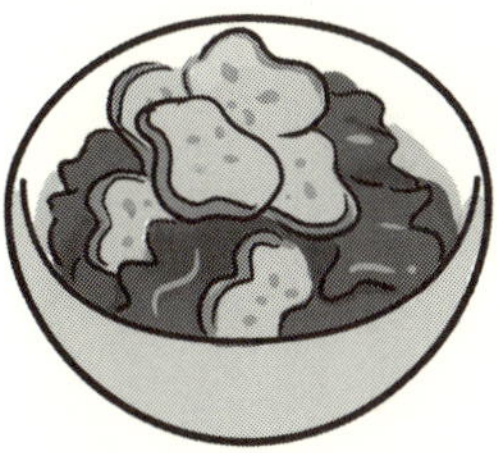

●メカブ酢

［材料］
メカブ 50g、
酢 大さじ1、 砂糖 小さじ1、 しょうゆ 小さじ1

［作り方］
メカブはさっと水洗いして水けをきり、器に盛る。
酢、砂糖、しょうゆを混ぜ合わせて合わせ酢をつくり、メカブにかけて軽く混ぜ合わせる。

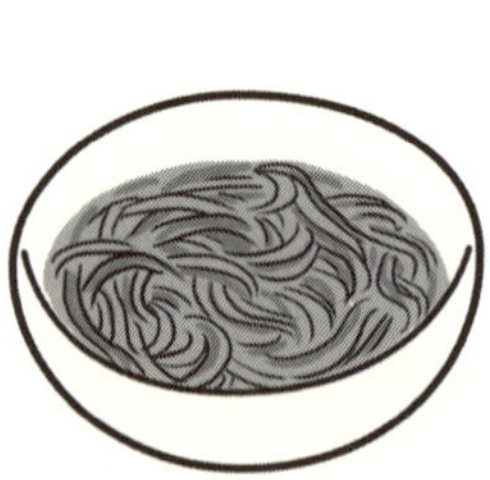

●モズク酢

［材料］

モズク（生）50g、おろししょうが少々、

酢 大さじ1、砂糖 小さじ1、しょうゆ 小さじ2

［作り方］

モズクを器に盛る。

酢、砂糖、しょうゆを混ぜ合わせて合わせ酢をつくり、モズクにかける。

おろししょうがをのせ、全体を軽く混ぜ合わせる。

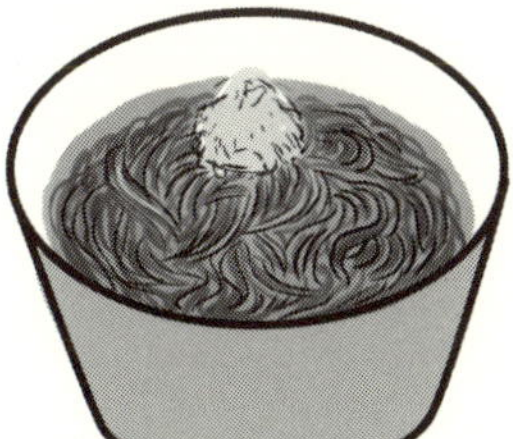

PART 4

「納豆」が生み出す、全身すべての健康効果！

「納豆」に含まれるこれだけ豊富な栄養素

納豆は栄養たっぷり！　さまざまな病気予防効果がある

納豆には、体に良いさまざまな栄養素や納豆特有の成分が含まれています。

納豆に含まれる栄養素、栄養成分

納豆にはこれだけ多くの栄養素、栄養成分が含まれています。

納豆に含まれる主な栄養素とその含有量（100g あたり）

栄養素	含有量
たんぱく質	16.5g
食物繊維	6.7g
ビタミンK	600μg
ビタミンB_2	0.56mg
ナイアシン	5.2mg
ビタミンB_6	0.24mg
葉酸	120μg
パントテン酸	3.60mg
ビオチン	18.0μg
カリウム	660mg
カルシウム	90mg
マグネシウム	100mg
鉄	3.3mg

●たんぱく質

たんぱく質は炭水化物や脂質と並ぶ生命維持に欠かせない栄養素です。

たんぱく質は筋肉や内臓、皮膚や毛髪などの体を構成する栄養素にもなっています。

また、酵素やホルモンとして体を調整する機能にも関わっており、体の調子を整える重要な栄養素です。

たんぱく質の役割

たんぱく質は血液や筋肉、骨や髪の毛など体をつくる以外に、ホルモンや酵素として体の調子を整えるはたらきも担っています。

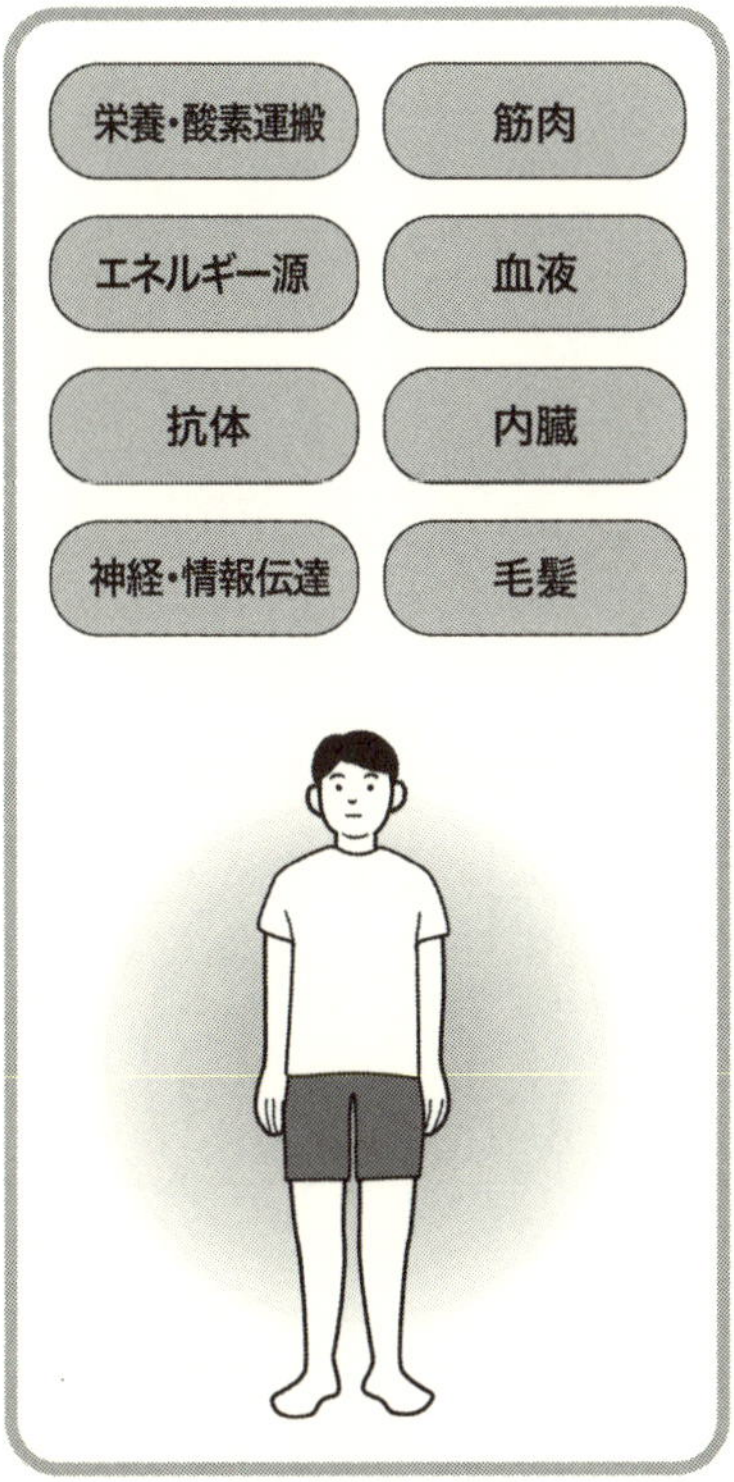

体の大事な部分はたんぱく質でできている

体の構成成分と各部位に占めるたんぱく質の割合を示したのが下の図です。いかにたんぱく質が重要であるかがわかります。

水分を除いた重量に占めるたんぱく質の割合

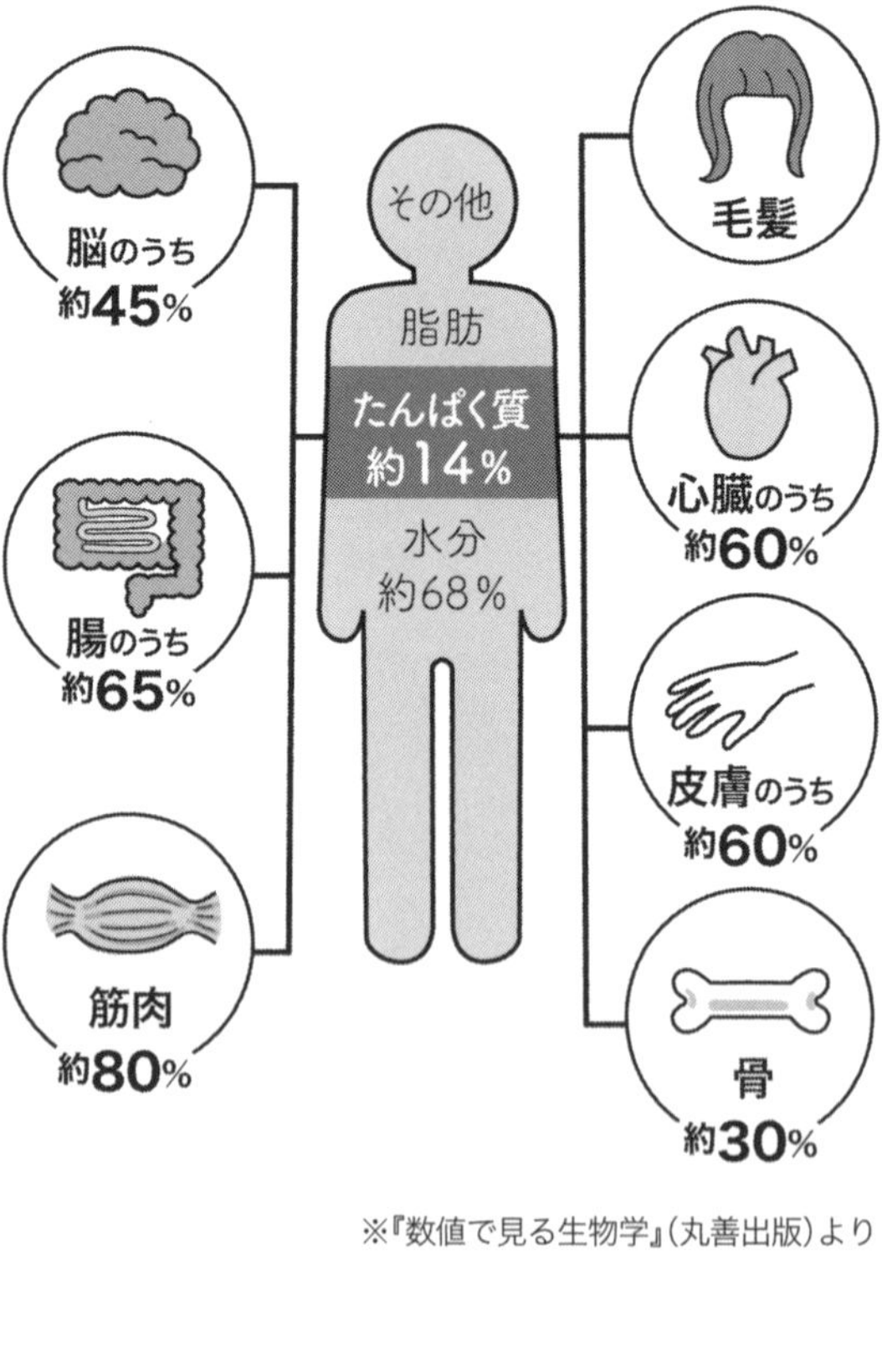

※『数値で見る生物学』(丸善出版)より

●食物繊維

食物繊維は人間の消化酵素では消化されない食物成分をまとめて呼ぶ名称で、主に野菜・果物・海藻などの植物性食品に含まれています。水に溶けない不溶性食物繊維と、水に溶ける水溶性食物繊維に分類されます。不溶性と水溶性でははたらきが違います（138ページ参照）。

不溶性はじゃがいも、ごぼうなど根菜や穀類に多く、腸内で膨らんで腸のはたらきを活発にし、排便を促すので、便が長く腸内にとどまるのを防ぎ、有害物質の吸収を抑えます。

水溶性はワカメや昆布などの海藻に多く含まれ、糖分の吸収速度をゆるやかにし食後の血糖値の急激な上昇を抑えます。ワカメや昆布に含まれるアルギン酸という水溶性食物繊維は、食塩のナトリウムと結びついて便の中に排出され、血圧上昇を抑制し、血液中のコレステロールを低下させます。

そのため、食物繊維は高血圧や脂質異常症、糖尿病など生活習慣病の予防に大きな効果があるのです。

食物繊維の種類とはたらき

食物繊維には、不溶性と水溶性があり、それぞれ作用が異なります。

	含まれる食品	はたらき
不溶性食物繊維	穀物、豆類、野菜、根菜、きのこなど	・食べすぎ防止 ・排便の促進 ・体の中の不要なもの（有害な物質、余分な糖分、脂肪など）を排出 ・虫歯の予防
水溶性食物繊維	海藻、果物、こんにゃくなど	・脂質異常症、糖尿病の予防、改善 ・腸内の善玉菌を増やし、おなかの調子を整える ・便秘の予防

●ビタミンK

ビタミンKは、肝臓でプロトロンビンなどの血液凝固因子を活性化し、血液の凝固を促します。またカルシウムを骨に沈着させて骨の形成を促す作用もあり、骨密度を維持し骨折を予防するためにも有効ともいわれます。（140ページ参照）

ビタミンKが不足すると、消化器官からの出血、鼻血、血尿、月経過多、出血が止まりにくくなるなどの症状が発生します。また、慢性的なビタミンK不足は、骨折を招きやすくなるとされており、注意が必要です。

ビタミンKは、植物性食品であればほうれん草や小松菜、納豆などに、動物性食品であれば皮付きの鶏もも肉や鶏むね肉などに豊富に含まれています。

とりわけ納豆には100gあたり600μgという豊富なビタミンKが含まれています。しかも、1食（40～50g、1パック程度）で摂取目安量を達成できるのでおすすめです。

ビタミンKの働き

ビタミンKの主な作用は、血液凝固を促し、カルシウムを骨に沈着させることです。

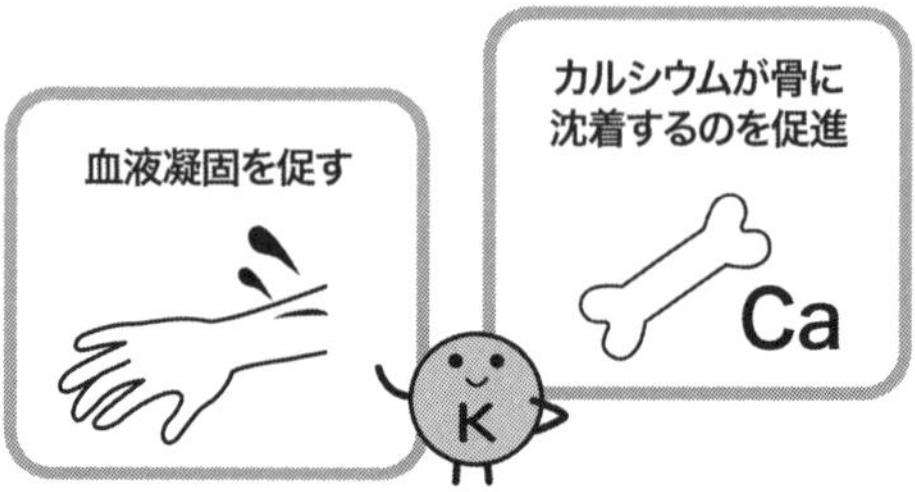

ビタミンKを多く含む食品

ビタミンKは、植物性食品ではほうれん草、小松菜、納豆に多く、動物性食品では鶏肉に豊富。

商品名	1食あたりの重量（g）	ビタミンK（μg）	
		1食あたり	100gあたり
ほうれん草（ゆで）	80	256	320
小松菜（ゆで）	80	256	320
納豆	40	240	600
ブロッコリー（電子レンジ）	50	110	220
チンゲンサイ（油いため）	80	88	110
はくさい（生）	100	59	59

※文部科学省「食品成分データベース」をもとに作成

●ビタミンB_2

ビタミンB_2は、皮膚や髪、爪などの健康を維持する役割を担っており、不足すると皮膚炎や口内炎などを引き起こします。脂肪をエネルギーとして利用する際に中心的な役割を担う栄養素でもあります。美容効果については160ページ「納豆には、肌荒れ、シミ、そばかすの予防など、美肌効果も」をご覧ください。

●ナイアシン

ナイアシンは水に溶ける水溶性ビタミンのひとつで、ビタミンB群の仲間。糖質、脂質、たんぱく質からエネルギーをつくるために必要な酵素を助ける「補酵素」としてはたらきます。ナイアシンには、粘膜や皮膚を健康に保つ効果や、二日酔いを防ぐ効果があります。ナイアシンが欠乏すると、皮膚、粘膜や消化管、神経系に影響が出て、口角炎、食欲不振、不安感などが起こります。

また、毛細血管を広げる作用があるため、血行がよくなり冷え・肩こり・頭痛を改善し、脳神経のはたらきをよくします。

●ビタミンB_6

ビタミンB_6は水溶性ビタミンのひとつで、たんぱく質のもととなるアミノ酸の代謝に重要な栄養素です。食事で摂ったたんぱく質は、体内でいったんアミノ酸に分解されてから、人の体に必要なたんぱく質に再合成されて細胞や皮膚、髪、骨、筋肉などの材料になりますが、ビタミンB_6はアミノ酸の分解と再合成の両方の過程において、補酵素としてはたらきます。そのため十分に摂取することで、丈夫で健康な皮膚、粘膜、髪、歯、爪などの生育につながります。

また、脂質の代謝や赤血球のヘモグロビンの合成、免疫機能の維持にも不可欠です。さらに、ビタミンB_6はセロトニン、ギャバ、ドーパミンなどの神経伝達物質の合成にも関与しており、神経のはたらきを正常に保つためにもたいせつなビタミンです。

●葉酸

葉酸は、ビタミンB_{12}とともに赤血球の生産を助けるビタミンB群のひとつです。また代謝にも関与しており、DNAやRNAなどの核酸やたんぱく質の生合成を促進し、細胞の生産や再生を助けることから、体の発育にも重要なビタミンとされています。

葉酸は細胞の分裂や成熟を大きく左右するため、特に胎児にとっては重要な栄養成分で、妊婦が葉酸を十分に摂取することで、胎児の先天異常である神経管閉鎖障害のリスクを減らすことができます。

また、最近の研究により、ビタミンB_{12}と葉酸が、動脈硬化の危険因子と考えられているホモシステインを、メチオニンに変換する反応を助けることが示唆されました。さらに、メチオニンは血中のコレステロール値を低下させる可能性があると考えられています。これらの研究の結果から、ビタミンB_{12}や葉酸の摂取が、虚血性心疾患の予防に効果があるのではないかと期待されています。

葉酸が欠乏すると、ビタミンB_{12}欠乏と同様に巨赤芽球性貧血を引き起こします。また、葉酸には動脈硬化の危険因子とされるホモシステインの増加を抑えるはたらきがあるため、不足すると動脈硬化を起こすリスクを高めると考えられます。葉酸を積極的に摂取すると、心筋梗塞などの循環器疾患の発症予防に有用であることも明らかになっています。

循環器疾患の予防のために葉酸を穀類に強制的に添加する国が、世界80か国以上に及んでいることからわかるように、葉酸の動脈硬化予防効果が世界的に期待されているのです。

葉酸は、藻類、肉類、野菜類、卵類、乳類、豆類などに多く含まれており、納豆にも100g中、糸引き納豆で120μg、ひきわり納豆で110μg含まれています。

世界的に期待されている
葉酸の動脈硬化予防効果

穀類に強制的に葉酸を添加している国は80カ国以上といわれています。

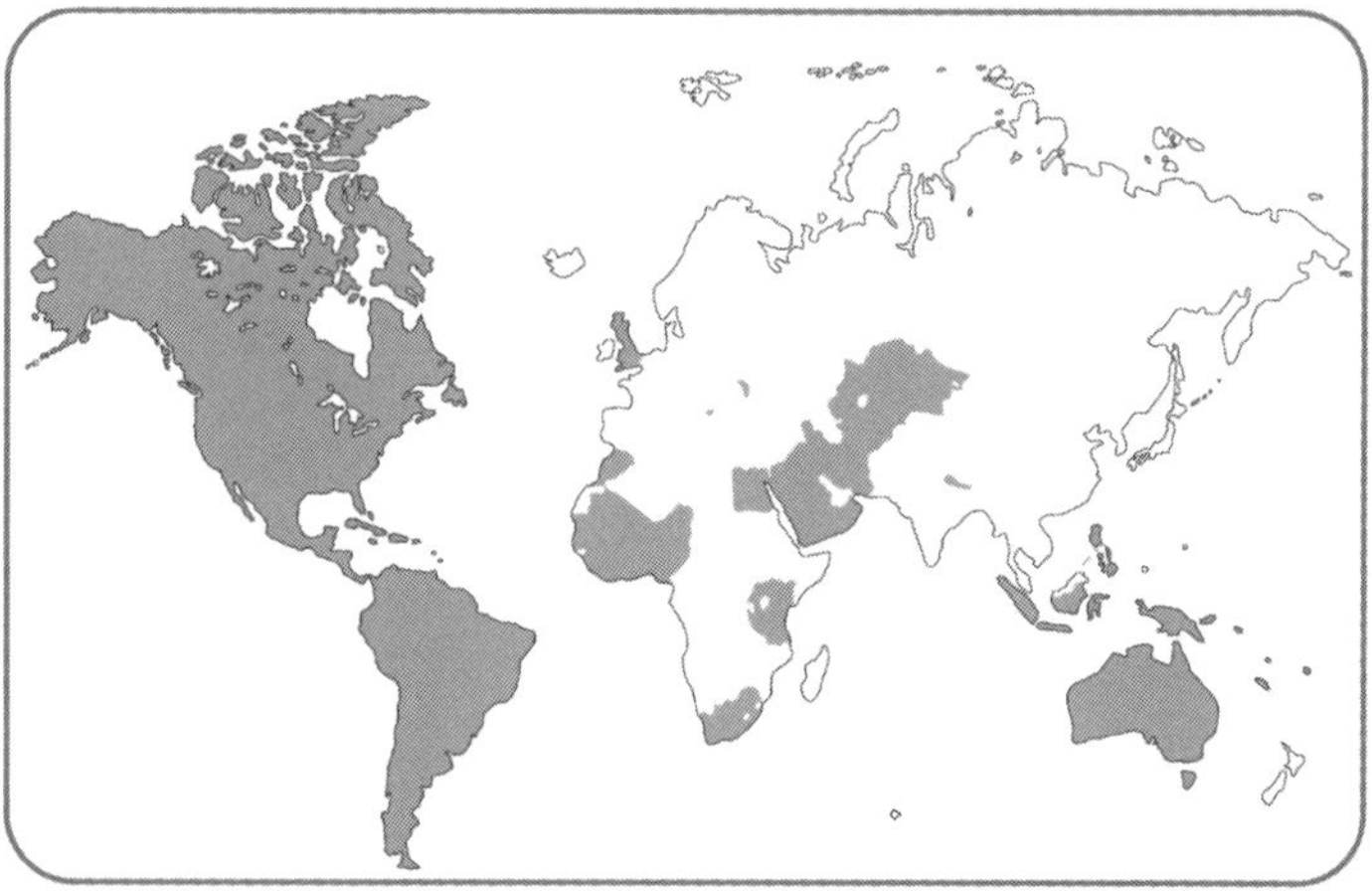

●パントテン酸

パントテン酸は水溶性ビタミンで、ビタミンB群のひとつ。エネルギー代謝に欠かせない栄養素であり、免疫抗体の合成、薬物の解毒作用、脂質の代謝を促すＨＤＬコレステロールの増加、副腎皮質ホルモンの合成による抗ストレス作用など、さまざまなはたらきがあります。パントテン酸は副腎皮質ホルモンの合成に関わっており、副腎皮質ホルモンはストレスをやわらげるはたらきをするため、パントテン酸は「抗ストレスビタミン」ともいわれています。腸内細菌によって体内でもわずかに合成される栄養素です。

納豆には１００ｇあたり3・60㎎のパントテン酸が含まれています。

●ビオチン

ビオチンは、ビタミンB群に属する水溶性のビタミン。ビオチンは体内で糖・アミノ酸・脂質などの代謝に関わる補酵素としてはたらき、エネルギーをつくり出す手助けをしています。また、皮膚や粘膜の維持、爪や髪の健康に深く関わっているといわれており、皮膚の炎症を防止するはたらきがあります。

ビオチンは、糖質や脂質、アミノ酸の代謝やエネルギーをつくり出す役割を担っています。ほかにも、皮膚や粘膜の健康をサポートするはたらきがあります。

納豆には１００ｇあたり18・0㎍のビオチンが含まれています。

●カリウム

カリウムは、ナトリウムとともに、細胞の浸透圧を維持しているほか、酸・塩基平衡の維持、神経刺激の伝達、心臓機能や筋肉機能の調節、細胞内の酵素反応の調節をするなど、人間にとって不可欠なミネラルのひとつであり、主に次の3つの作用があります。

①血圧を下げる

食塩に含まれるナトリウムの過剰摂取は高血圧の最大の原因だといわれていますが、カリウムは腎臓でのナトリウムの再吸収を抑制して、尿中への排泄を促進するため、血圧を下げる効果があります。

②筋肉のはたらきの維持

人間の筋肉の収縮や神経伝達には「ナトリウムポンプ」(ナトリウムを細胞外に移動させ、カリウムを細胞内に取り入れる仕組みを持ったたんぱく質)が重要な役割を果たしており、カリウムとナトリウムが不足するとナトリウムポンプが正常に機能せず、筋肉の収縮がうまく行われなくなります。筋肉のはたらきを正常に維持するためには、ナトリウムとカリウムをバランスよく摂取する必要があるのです。

③むくみの予防・改善

むくみの原因にはさまざまなものがありますが、塩分の摂りすぎもそのひとつ。塩分を摂りすぎると体液の濃度を一定に保とうと体内に水分がため込まれ、むくみが現れることがあります。しかし、カリウムを摂取して余分なナトリウムを排泄することによって、むくみを予防・改善することができます。

納豆には１００gあたり６６０mgのカリウムが含まれています

●カルシウム

カルシウムのほとんどが骨や歯に含まれていますが、血液などにも含まれ、血液凝固の作用や心臓の機能、筋肉の収縮のはたらきなどにも関与し、体内で重要な役割を果たしています。長期的にカルシウムの摂取量や吸収量が不足すると、骨粗鬆症が引き起こされることがあります。

納豆には１００gあたり90mgのカルシウムが含まれています。

●マグネシウム

マグネシウムは、体内で約３００種類以上もの酵素のはたらきを助けるミネラルの一種。カルシウムと密接な関わりがあり、骨や歯の形成に必要な栄養素で、多くの体内酵素の正常なはたらきとエネルギー産生を助けるとともに、血液循環を正常に保つ作用があります。

マグネシウムが不足すると、血圧上昇、不整脈、動脈硬化、狭心症や心筋梗塞など虚血性心疾患の危険性が高まり、不足状態が続くと、発育不全、筋肉の痙攣《けいれん》、皮膚や筋肉などへのカルシウム沈着、神経過敏症などの神経症状、不安や抑うつ症などの精神症状、記憶障害、注意力散漫などの症状が現れます。また、骨粗鬆症や糖尿病などの生活習慣病の危険性も高まります。

納豆には100gあたり100㎎のマグネシウムが含まれています。

●鉄

鉄は赤血球の材料になり、全身に酸素を運ぶ役割を担うミネラルで、不足すると貧血を起こします。体内に3～4g存在し、そのうち70～75％は機能鉄と呼ばれ、赤血球中のヘモグロビンや筋肉中のミオグロビンというたんぱく質の構成成分となり、体内に取り込まれた酸素を全身に運ぶたいせつなはたらきがあります。残りの25～30％は貯蔵鉄として肝臓、脾臓、骨髄などに蓄えられ、機能鉄が不足した際に使われます。

鉄が不足すると全身に酸素を十分に運ぶことができない「鉄欠乏性貧血」という状態になり、頭痛やめまい、動悸、息切れ、免疫力低下などにつながります。また、鉄欠乏から酸素が脳へ行きわたらなくなってしまうと、思考力、学習能力、記憶力の低下に陥りかねないため、鉄を適量摂取し、学習能力の向上へ役立ててほしいと思います。

納豆には100gあたり3・3㎎の鉄が含まれています。

鉄を摂取するメリット

鉄分不足で鉄欠乏性貧血、めまい、集中力・理解力の低下、体力・持久力の低下を引き起こす場合があります。

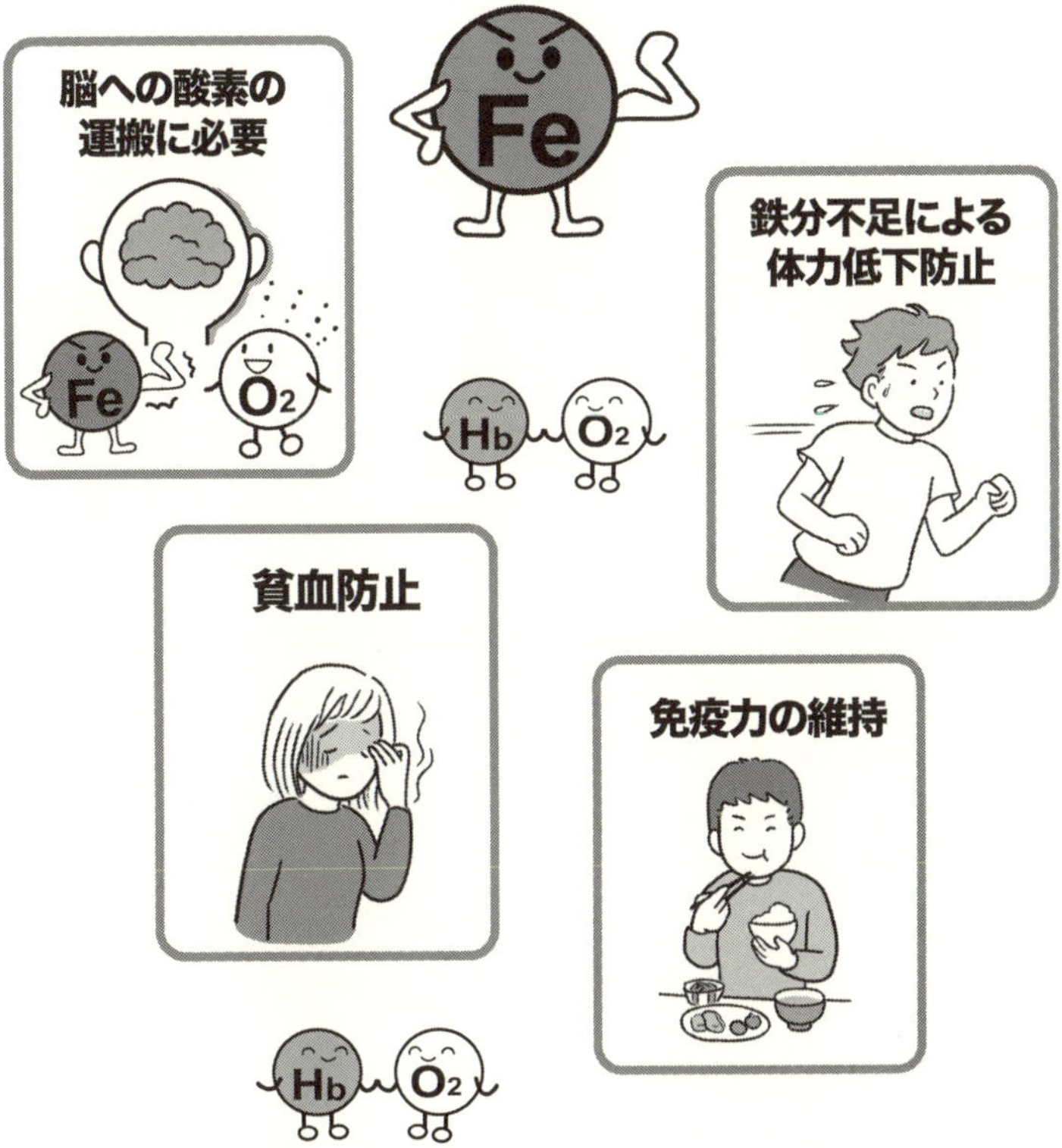
脳への酸素の運搬に必要
Fe
O2
Fe
鉄分不足による体力低下防止
Hb
O2
貧血防止
免疫力の維持
Hb
O2

●亜鉛

亜鉛は筋肉や歯、骨、肝臓、腎臓、膵臓、前立腺などさまざまな臓器に多く含まれている栄養素で、酵素反応の活性化に関わっています。また、免疫反応の調整やホルモンの合成・分泌など、体の機能を調整する重要な役割を果たしています。たんぱく質の代謝にも関わっており、体の健康をサポートする役割も果たしています。体の細胞にダメージを与える活性酸素を除去する酵素の構成成分であるほか、味覚を感じる味蕾《みらい》細胞や免疫反応にも関与しています。さらに、亜鉛は味覚を正常に保つために必要で、皮膚や粘膜の健康を維持しています。

近年、糖尿病患者に亜鉛サプリメントを与えて空腹時血糖、ヘモグロビンA1c（HbA1c）、血清インスリンおよび血清亜鉛濃度への効果を分析した結果、亜鉛サプリメントの摂取は空腹時血糖値の低値と関連が認められたことが報告されています。

亜鉛が不足すると、たんぱく質やDNAの合成がうまく行えなくなって成長障害が起こります。また、亜鉛は味を感じる味蕾細胞の産生に必須であるため、亜鉛不足になると味を感じにくくなる味覚障害になる可能性があります。そのほか、貧血、食欲不振、皮膚炎、生殖機能の低下、慢性下痢、脱毛、免疫力低下、低アルブミン血症、神経感覚障害、認知機能障害などのさまざまな症状が現れます。

納豆には100gあたり1・9㎎の亜鉛が含まれています。

亜鉛欠乏で起こる症状

亜鉛不足で起こりやすいのは、「皮膚炎・脱毛」「貧血」「味覚障害」「発育障害」「性機能不全」「食欲低下」「下痢」「骨粗鬆症」「キズの治りが遅い」「感染しやすい」などの症状です。

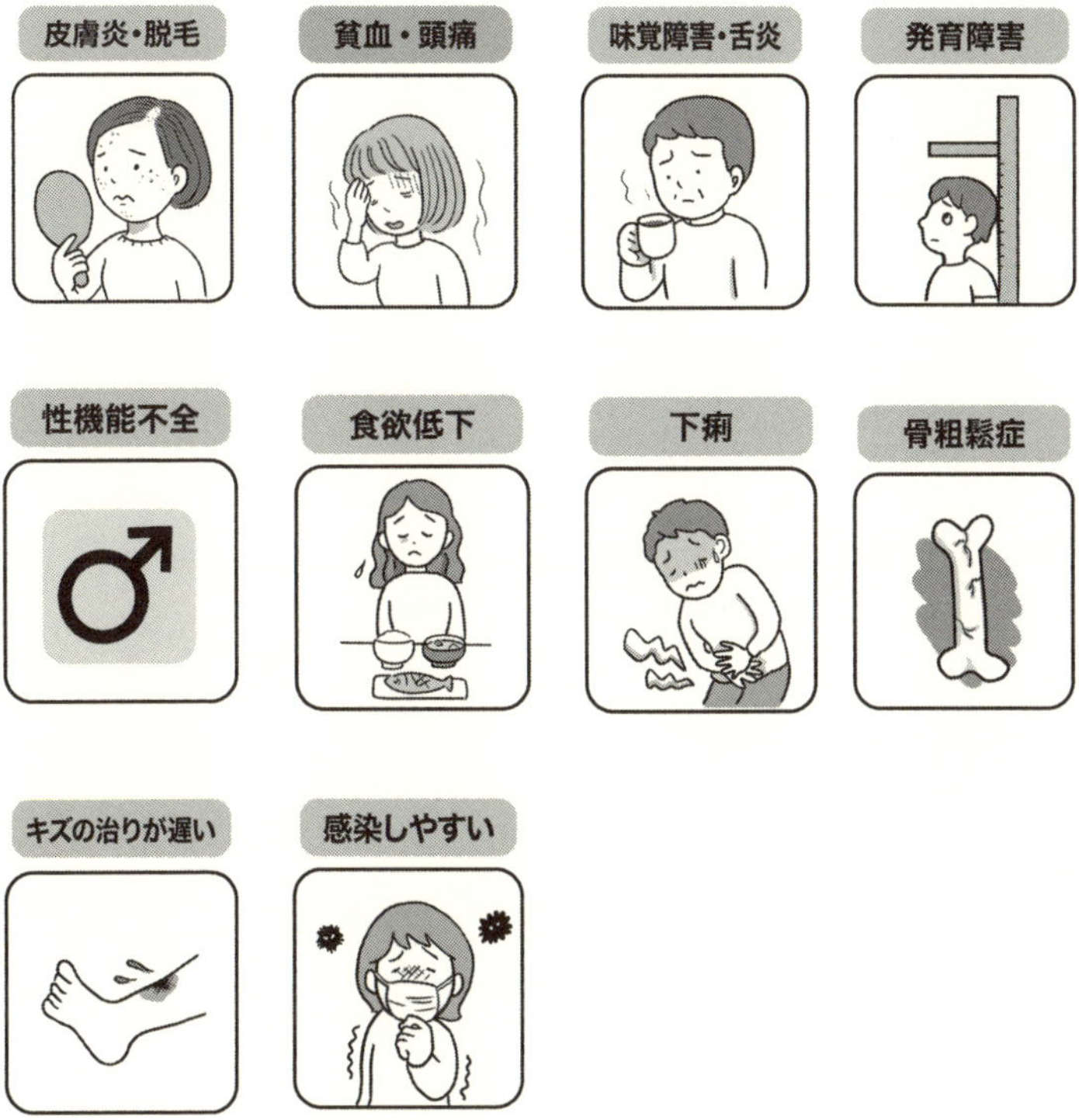
皮膚炎・脱毛
貧血・頭痛
味覚障害・舌炎
発育障害
性機能不全
食欲低下
下痢
骨粗鬆症
キズの治りが遅い
感染しやすい

●銅

銅は、鉄とともに血をつくるはたらきを担っている必須ミネラルのひとつ。赤血球の形成を助け、多くの体内酵素の正常なはたらきと骨の形成を助ける栄養素です。銅は、鉄を体内で利用できるように変える代謝に関わり、貧血を予防する効果があります。

ほかにも、免疫力を高め、動脈硬化を防ぎ、成長を促進し、髪や肌の健康を保つ効果などがあります。

銅が不足すると、鉄が十分に足りていても、赤血球で酸素を運ぶ役割をするヘモグロビンをうまく合成できず、ヘモグロビンの量が減ったり、赤血球が小さくなり貧血が起こったりします。また、骨がもろくなる、毛髪の色素が抜ける、コレステロールや糖質の代謝に異常が起こる、白血球が減少する、子どもの発達障害が起こるなどの症状が見られます。

納豆には100gあたり0・61mgの銅が含まれています。

●ナットウキナーゼ

ナットウキナーゼとは、納豆のネバネバのもととなる納豆菌に含まれる酵素で、血管につくられる血栓を溶かしやすくするはたらきがあり、脳梗塞や心筋梗塞などの血栓症を予防する効果があります。

血栓を溶かしやすくすることによって、高血圧を予防する効果があり、コレステロール値を下げ脂質異常症を改善する効果も明らかになっています。

●大豆イソフラボン

大豆イソフラボンは大豆に多く含まれるフラボノイドの一種で、女性ホルモンであるエストロゲンと構造が似ており、不眠や抑うつ、めまい、イライラなどの更年期の不調を改善する効果が期待できます。また、骨粗鬆症の予防、肌の弾力の改善、シワの面積を減少させるといったはたらきがあることもわかっています。

更年期世代になると女性ホルモンの減少が原因でＬＤＬコレステロール値が高くなり、動脈硬化を招いてしまう恐れがありますが、大豆イソフラボンはそれを防ぐ作用があります。

さらに、乳がんのリスクと前立腺がんのリスクを低下させる効果があることもわかっています。

納豆菌の免疫力アップ効果

納豆菌は腸内免疫を高めることが判明

私たちの体の免疫力の約70%は腸でつくられており、腸は体の中で最大の免疫器官です。そのため、腸内環境が整っていることが免疫力を発揮するためにたいせつで、腸の中でも多くの免疫機能を担っているのが、小腸の下のほうにある「パイエル板」という器官です。

パイエル板の中で免疫がどのようにはたらいているかを見ると——。

①パイエル板の外側にはM細胞があり、病原菌やウイルスを監視し、異物を発見すると樹状細胞やマクロファージに情報を伝えます。

②情報を受け取った樹状細胞やマクロファージは、ヘルパーT細胞に異物を攻撃するよう指令を出します。

③ヘルパーT細胞がB細胞に抗体をつくるよう伝えると、異物を排除する抗体（IgA：免疫グロブリンA）がたくさんつくられ、異物を無毒化・排除します。

こうした免疫機能が24時間休むことなく異物を監視していることによって、私たちの健康が守られているのですが、納豆菌はM細胞によってパイエル板に取り込まれ、免疫機能を高めているという研究報告があります。パイエル板に取り込まれた納豆菌は免疫細胞を活性化し、免疫力アップにひと役買っているのです。

免疫細胞が活性化するメカニズム

納豆菌が腸内で免疫細胞を活性化する仕組みを以下の図で示します。パイエル板に取り込まれた納豆菌はキラーT細胞などの免疫細胞を活性化し、ウイルスやがんなどから身を守るはたらきを高めます。

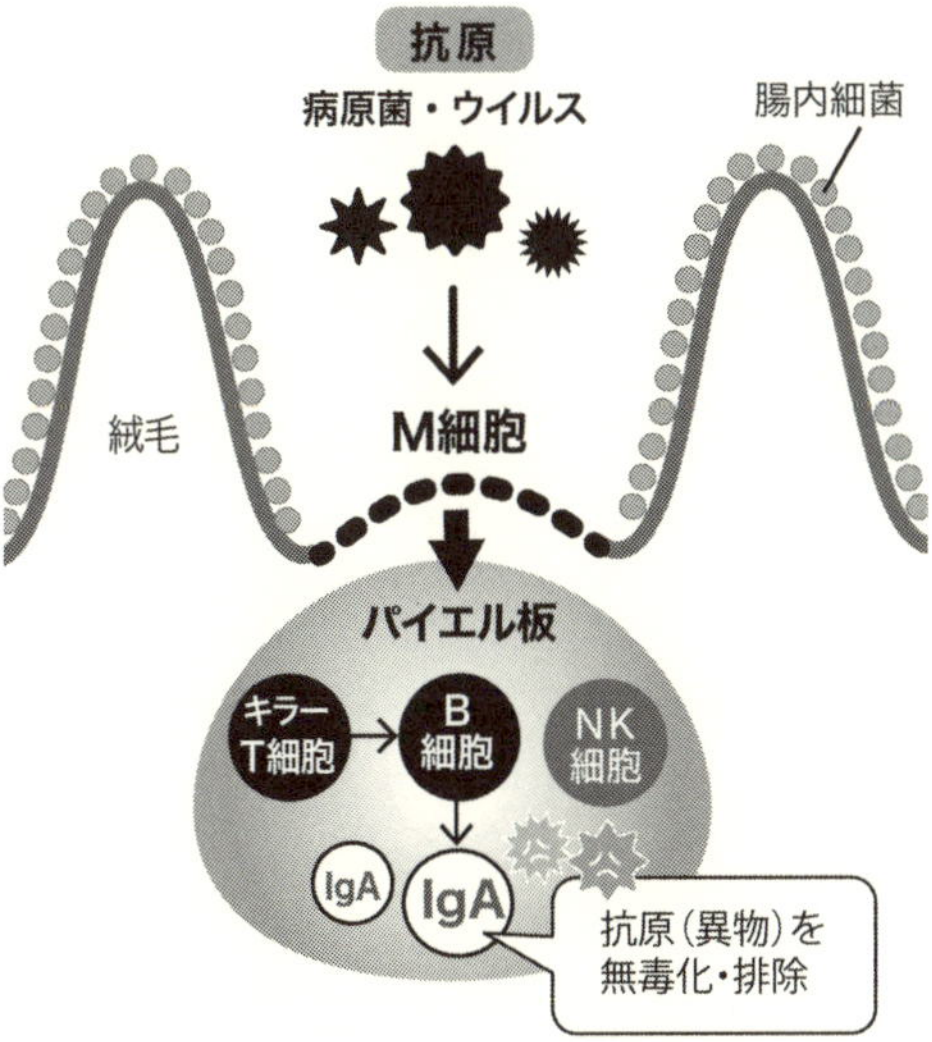

アンチエイジング効果のある「ポリアミン」が納豆菌による発酵で増える

新陳代謝を活発にし、動脈硬化と老化の防止に役立つ

ポリアミンとは、細胞を持つさまざまな生物に存在している成分で、細胞分裂にともなう遺伝子のコピーなどを行う役目を担っており、細胞の生まれ変わりに必要不可欠な成分です。

ポリアミンがなければ、細胞は分裂や増殖を行うことができないので、新陳代謝を正常に行うことができません。ポリアミンは、アミノ酸の一種であるアルギニンやオルニチンによって体内で合成され、前立腺、膵臓、唾液腺などの、精子や酵素を生成する組織に多く存在しています。

ポリアミンの効果は以下の通りです。

●新陳代謝を活発にする

ポリアミンは、細胞分裂を行う際に、古い細胞内の遺伝子のコピーを生成したり、遺伝子の情報を翻訳したりする役割を担っています。そのため、ポリアミンを摂取することによって、細胞の生まれ変わりを促進し、新陳代謝を活性化することができます。

●細胞の老化速度を遅らせるアンチエイジング効果

ポリアミンはアンチエイジング（抗老化）物質のひとつで、細胞の老化速度を遅らせるはたらきをするとともに、免疫細胞上にある炎症誘発因子（ＬＡＦ－１）の増加を抑制します。多くの病気の発症には、炎症が関与していますが、それを抑制することによって病気の予防に貢献しています。

加齢とともに肌にハリや艶がなくなってくるのも老化現象のひとつです。ポリアミンの摂取は老化のスピードを遅らせ、角化細胞（ケラチノサイト）を活性化し、ケラチンの産生を促すため、肌のハリや艶を維持してくれます。見た目年齢を若く保つためにもポリアミンの摂取は大事です。

ポリアミンはケラチンの産生を促す

ポリアミンを投与したマウスは、投与していないマウスと比べ、ケラチンが有意に増加することがわかりました。

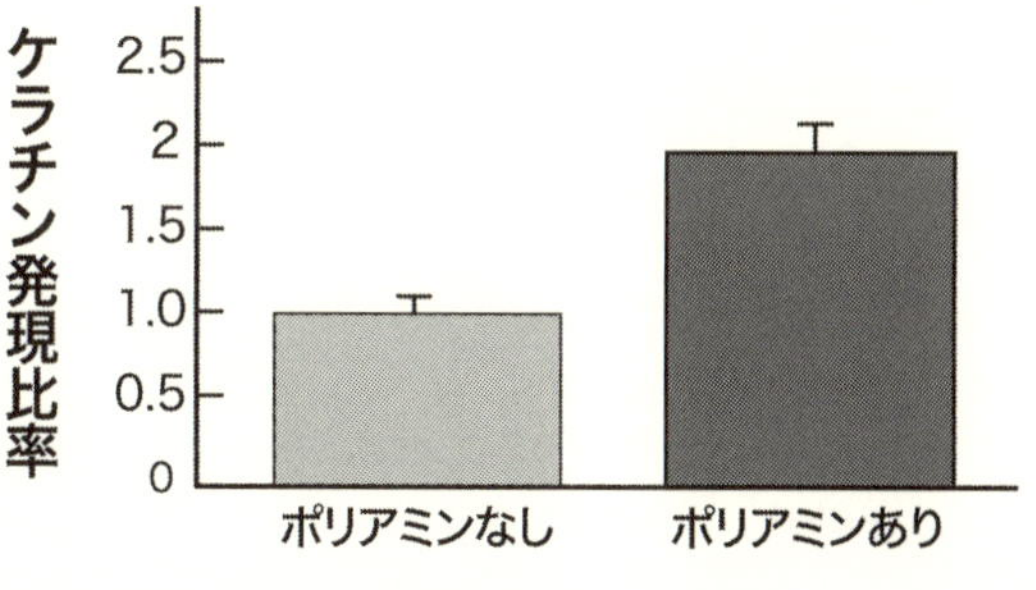

※出典：株式会社シクロケム HP「ポリアミンによるケラチン産生促進作用」より
http://www.cyclochem.com/bank/bank_polyamine.html

●動脈硬化を予防する

加齢とともに血管の弾力がなくなり、固く厚くなって、動脈硬化を引き起こします。動脈硬化の原因のひとつは、悪玉コレステロールが活性酸素によって酸化された、酸化LDLコレステロールです。酸化LDLコレステロールがたまると、血管内で炎症反応が進行し、動脈硬化を引き起こします。ポリアミンには、炎症反応を抑え動脈硬化を予防するはたらきがあります。動脈硬化を予防するため、心筋梗塞や脳梗塞を防ぐ効果が期待できます。

●乳児の成長を促進する

ポリアミンは母乳にも含まれ、出産後10日〜2週間前後に特に多くなり、消化器の成熟化など、乳児の成長促進に寄与しています。

つまり、ポリアミンは、乳児から高齢者まで、すべての人に必要な物質なのです。

ポリアミンは体内でも合成されるものの、年齢を重ねるとともにその機能が衰えていきます。ポリアミンは食品から摂取するとそのまま吸収される特徴があるので、ポリアミンを多く含む食品を食事に積極的に取り入れることで、体内のポリアミンを増やすことが可能です。

また、ポリアミンは発酵によってその含有量が増加します。納豆、みそ、しょうゆといった大豆発酵食品にはポリアミンが多く、とりわけ納豆は、納豆菌による発酵のおかげで高ポリアミン食の代表ともいえます。納豆1パックには、日本人が必要とするポリアミン摂取量（1日あたり）のおよそ5分の1が含まれているというデータもあるほど、ポリアミンが豊富です。

納豆のポリアミンは牛肉の２倍

同じ量で比較した場合、納豆は牛肉の約２倍のポリアミンを含有しています。

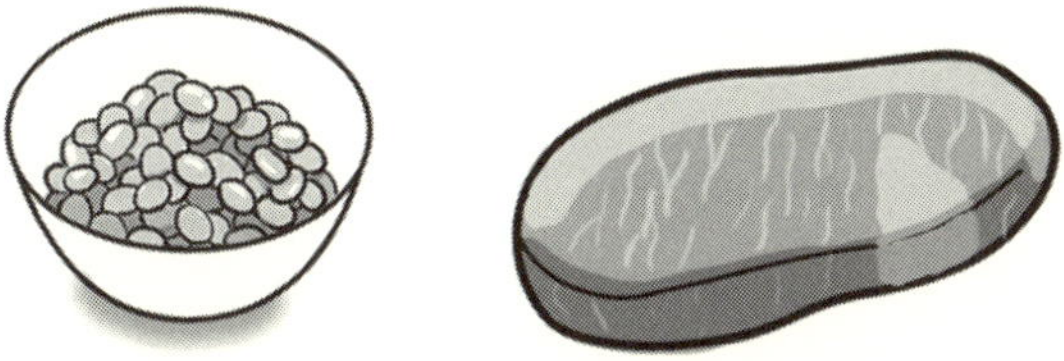

ポリアミンは炎症成分を減らす

ポリアミン濃度が高いほど、炎症成分がつくられるのが抑えられました。

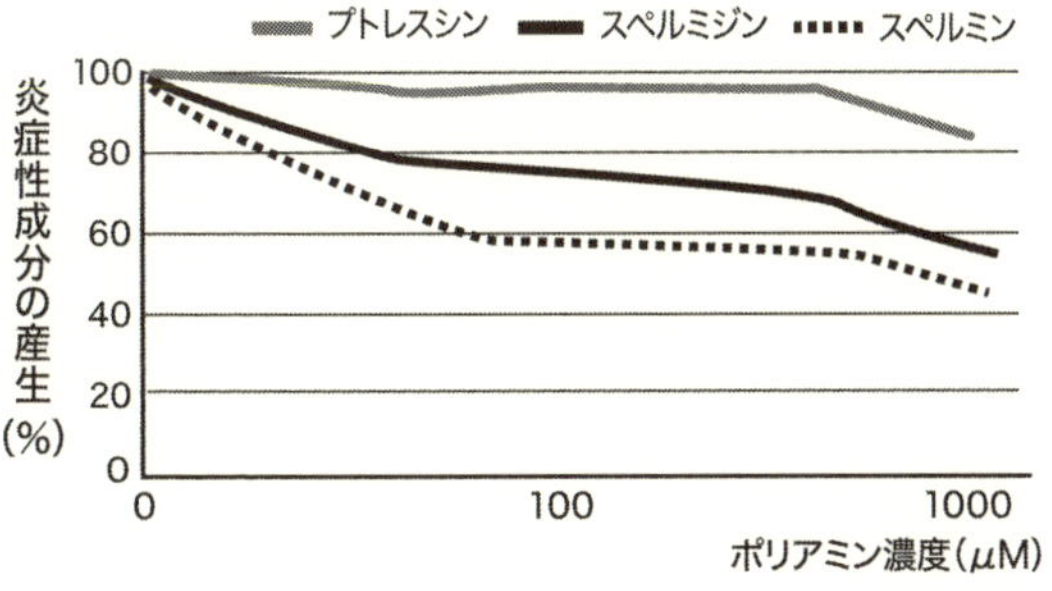

「納豆」には、肌荒れ、シミ、そばかすの予防など、美肌効果も

皮膚や粘膜を健やかに守るビタミンB_2が大豆の2倍

納豆には肌にもうれしい成分が豊富に含まれています。

発酵食品である納豆は、肌荒れ改善に役立つたんぱく質やビタミンB_2が豊富に含まれています。

納豆に含まれるたんぱく質は、夜に食べると睡眠時の成長ホルモンの材料となり、美肌をつくる手助けとなります。

一方のビタミンB_2は、「肌とエネルギー代謝のビタミン」といわれるほど、脂肪の代謝や細胞の再生を助けて元気をサポートし、皮膚や粘膜を健やかに守るはたらきをしています。年齢に関係なく、なめらかな肌やはつらつとした健康美を保つために、ビタミンB_2がはたらいてくれているのです。

ビタミンB_2はレバーや卵、うなぎなどの動物性食品に多く含まれているので、菜食主義者（ベジタリアン）や偏った食事をしている人は不足しがち。このような人は特に納豆でビタミンB_2を補給すべきです。

大豆は「畑の肉」とも呼ばれるほど良質なたんぱく質源ですが、大豆にはビタミンB_2はあまり多く含まれていません。しかし、大豆からつくられる納豆にはビタミンB_2が豊富に含まれていま

す。それは大豆から納豆に加工する過程で、納豆菌がビタミンB_2をつくり出しているからです。

納豆には、大豆の2倍ものビタミンB_2が含まれているのです。

また、納豆に含まれるナットウキナーゼは、血流を改善することで代謝をアップさせ、脂肪の燃焼を助けてくれます。つまり、代謝が上がることで体重増加の抑制につながり、その上、血流が改善すると、合わせて美肌効果も期待できます。

さらに、納豆に含まれるイソフラボンは女性にとって重要なエストロゲンと同じようなはたらきをしてくれるので、コラーゲンをつくってくれたり、お肌にハリを与えたりしてくれるはたらきがあります。

ビタミンB_2の効果

ビタミンB_2は健康と美容に欠かせない栄養素です。

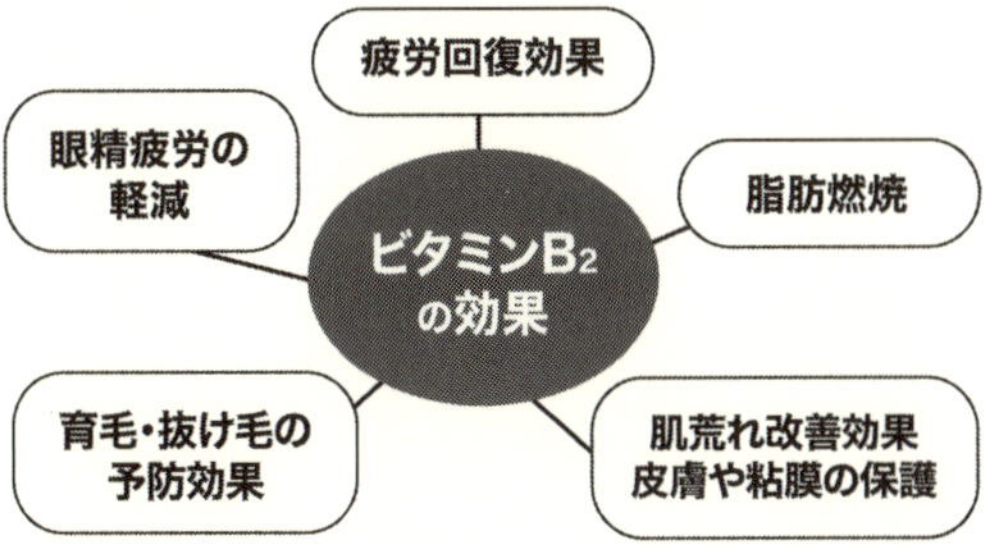

ビタミン B_2 を多く含む食品

ビタミン B_2 は豚肉など動物性食品に多く含まれています。植物性食品で多いのは納豆です。

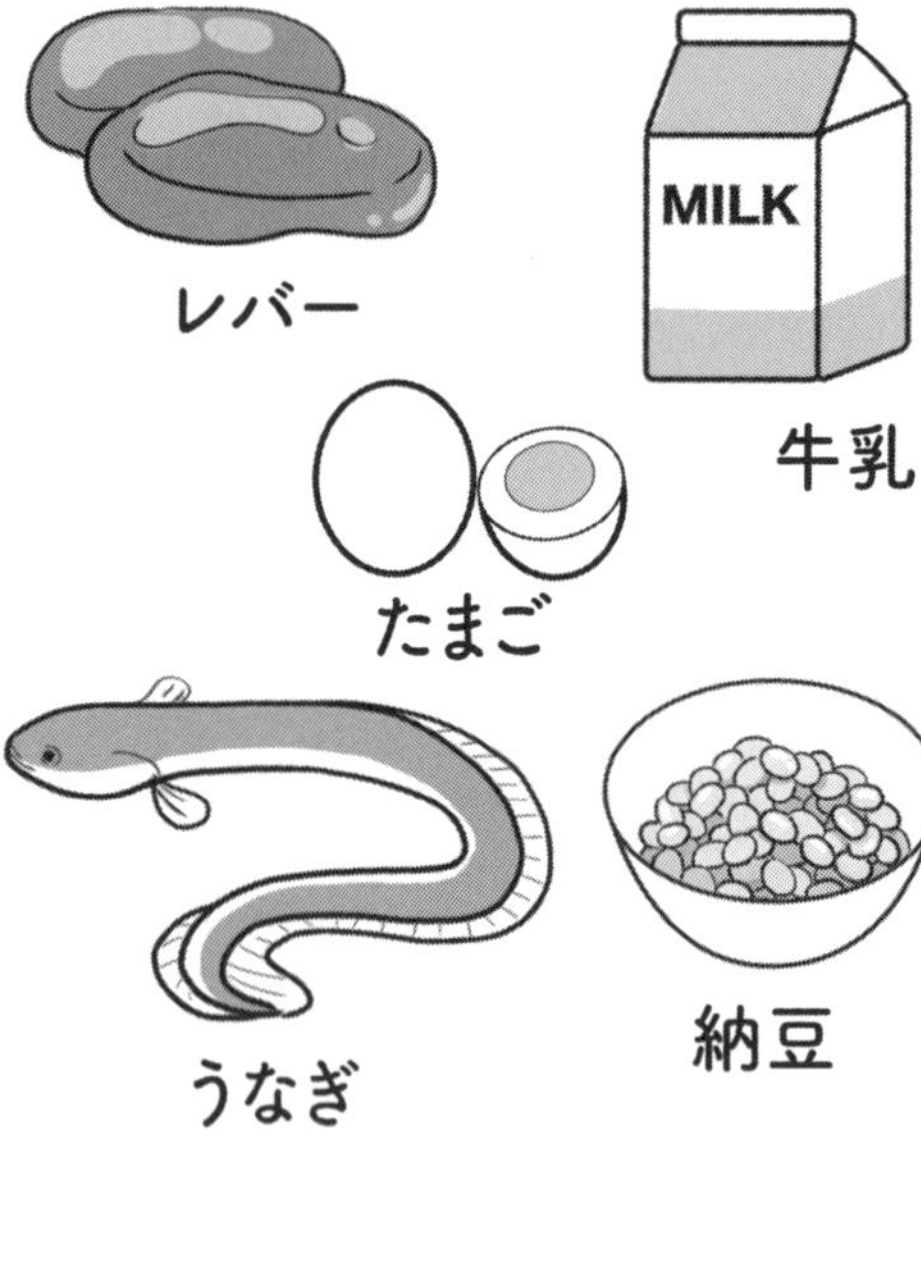

妊娠中に「納豆」を毎日食べていた母親から生まれた子どもは、アトピー性皮膚炎になりにくい

妊娠中に納豆を食べた母親から生まれた子どもは3・5倍もアトピー性皮膚炎になりにくかった

アトピー性皮膚炎とは、皮膚のバリア機能が低下し、皮膚が赤くなってブツブツができたり、カサカサと乾燥して皮膚がむけたり、かゆみをともなう湿疹がよくなったり悪くなったりを繰り返す病気のことです。

厚生労働省が発表している「患者調査」によると、「アトピー性皮膚炎」の患者数はここ30年の間に倍増し、近年も増加傾向が見られることがわかっています。

妊娠中に納豆を毎日食べていた母親から生まれた子どもは、納豆を食べなかった母親から生まれた子どもと比べて、約3・5倍もアトピー性皮膚炎になりにくいことが、千葉大学大学院医学研究院の下条直樹教授（現在、特任教授）が行った調査からわかりました。

1326組の母子を対象に行ったコホート調査『妊娠中の母体の食事と生後6カ月でのアトピー性皮膚炎の関連』によって明らかになったもので、「妊娠中の継続的な納豆摂取により日本人乳児のアトピー性皮膚炎リスクが低減した」という報告がなされました。コホート調査とは、健康な人の食生活などの生活習慣や環境を調べ、病気の発症との関連を調べる研究方法のことです。

アトピー性皮膚炎は増加し続けている

アトピー性皮膚炎の患者数は、この30年で2倍以上に増えています。

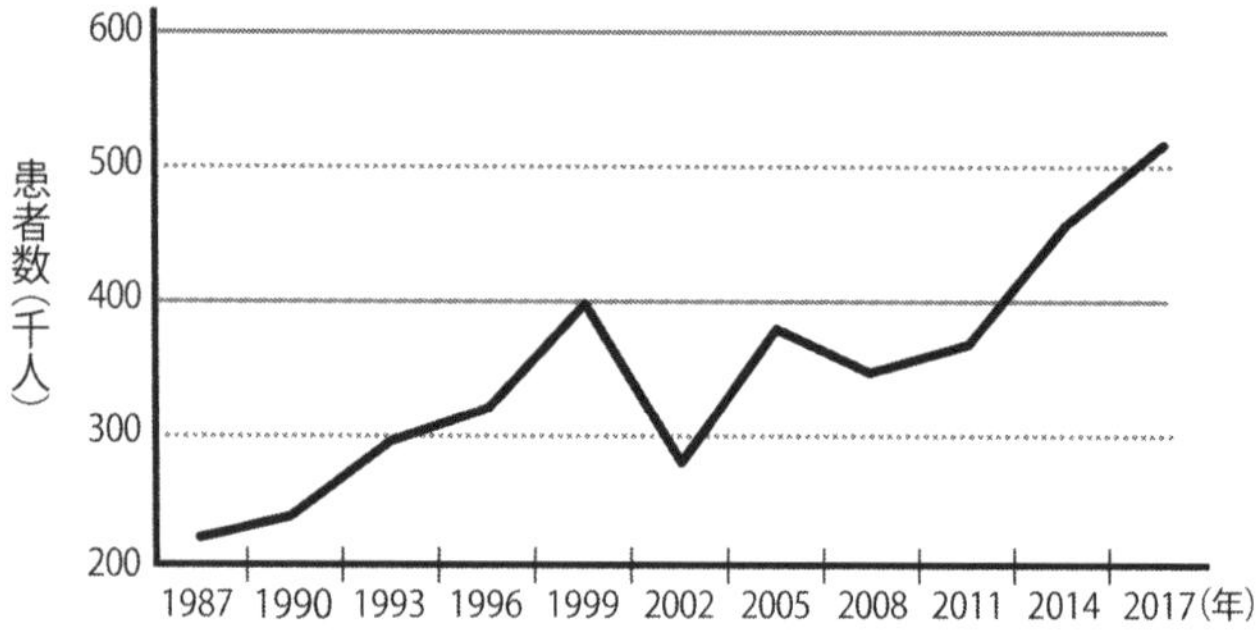

※厚生労働省の患者調査をもとに作成

アトピー性皮膚炎の皮膚

アトピー性皮膚炎の人の肌は、角層が乱れてめくれ上がり、皮脂も減り、本来表皮の下層に位置する知覚神経が、細胞が壊れたと同時に発せられるシグナルによって、表面のほうに伸びていきます。知覚神経に異常をきたすほか、皮膚バリアを通過した細菌やアレルゲンなどによる刺激によって、炎症と強いかゆみが発生します。

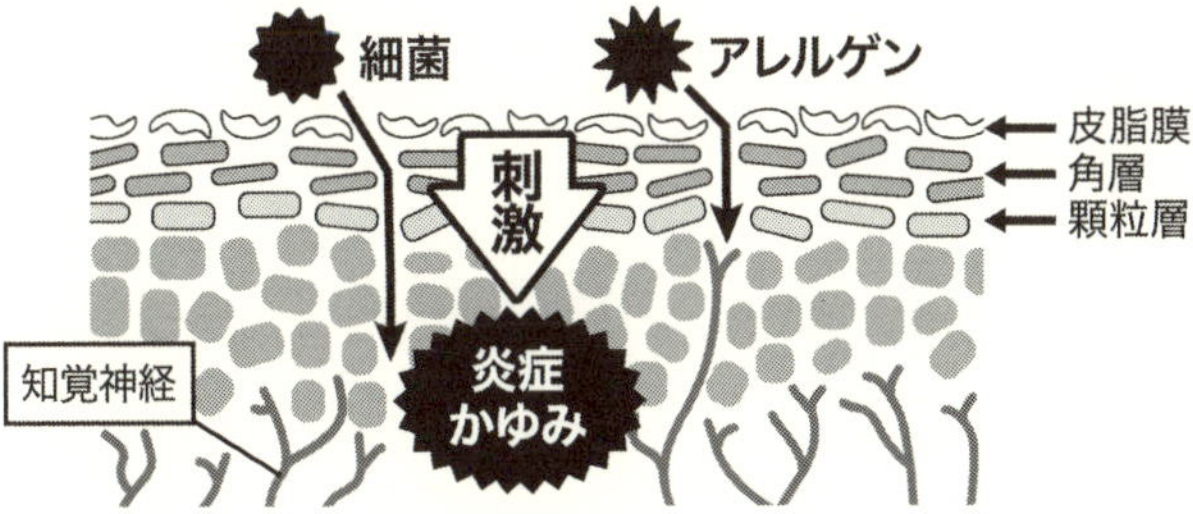

納豆に含まれるどの成分がアトピー性皮膚炎の発症抑制に関与しているかについての報告はありませんが、納豆を毎日食べることによって妊婦さんの免疫バランスが整ったことによる結果ではないかと考えられます。

納豆には、免疫のバランスを正常化するはたらきを持つ機能性成分がいくつか含まれています。

・レバン

レバンは納豆のネバネバ成分のひとつで、「食物繊維」に含まれます。

倉敷芸術科学大学の須見洋行名誉教授によれば、レバンには免疫を増強させる力があり、弱った免疫を活性化することによって免疫バランスを正常化するといわれています。

・ポリガンマグルタミン酸（γＰＧＡ）

ポリガンマグルタミン酸も納豆のネバネバ成分のひとつで、グルタミン酸というアミノ酸が長く連なってできています。

須見名誉教授によると、ポリガンマグルタミン酸もレバンと同様に免疫を増強させる力を持っており、弱った免疫を活性化することによって免疫バランスを正常化するといわれています。

ポリガンマグルタミン酸をアトピー性皮膚炎発症モデルマウスに経口投与すると、免疫バランスが整い、アトピー性皮膚炎の症状が改善されたという論文も発表されています。

納豆を食べ、アトピー性皮膚炎を防ぎましょう。

「納豆」を食べると歯周病原性細菌を減らし、歯周病予防効果が

納豆菌を薄めた水溶液でうがいをすると、歯周病の改善効果が3倍に

歯周炎の兆候が認められる人を含めると、日本人の30代以上の人の、およそ3人に2人が歯周病にかかっています（「平成28年歯科疾患実態調査」厚生労働省）。

歯周病は、細菌の感染によって引き起こされる炎症性の疾患です。歯と歯肉の境目（歯肉溝）をきちんと歯磨きしていないと、そこに歯垢がたまってしまい、多くの細菌が停滞し、歯肉が「炎症」を帯びて赤くなったり、腫れたりします。進行すると歯周ポケットと呼ばれる歯と歯肉の境目の溝が深くなり、膿が出たり歯がグラグラと動いてしまったり、最後には歯を抜かなければいけない場合もあります。

歯周病は口の中だけの病気だと思われがちですが、実は全身の健康にも影響を及ぼすことが最近の研究でわかっています。歯周病の原因となる細菌によって歯ぐきに炎症が起き、歯周ポケットから細菌などが血管に入ることによって、狭心症、心筋梗塞、脳梗塞、糖尿病、動脈硬化、誤嚥性肺炎、骨粗鬆症、関節炎・腎炎など、全身のさまざまな臓器に影響を与えるリスクが高まってしまう場合もあります。全身の健康を守るためにも、口腔内フローラ、つまり、お口の免疫機能も整えることがたいせつです。

健康な歯ぐきと歯周病になった歯ぐき

歯周病とは、歯の周りの歯ぐき（歯肉）や、歯を支える骨などが溶けてしまう病気です。

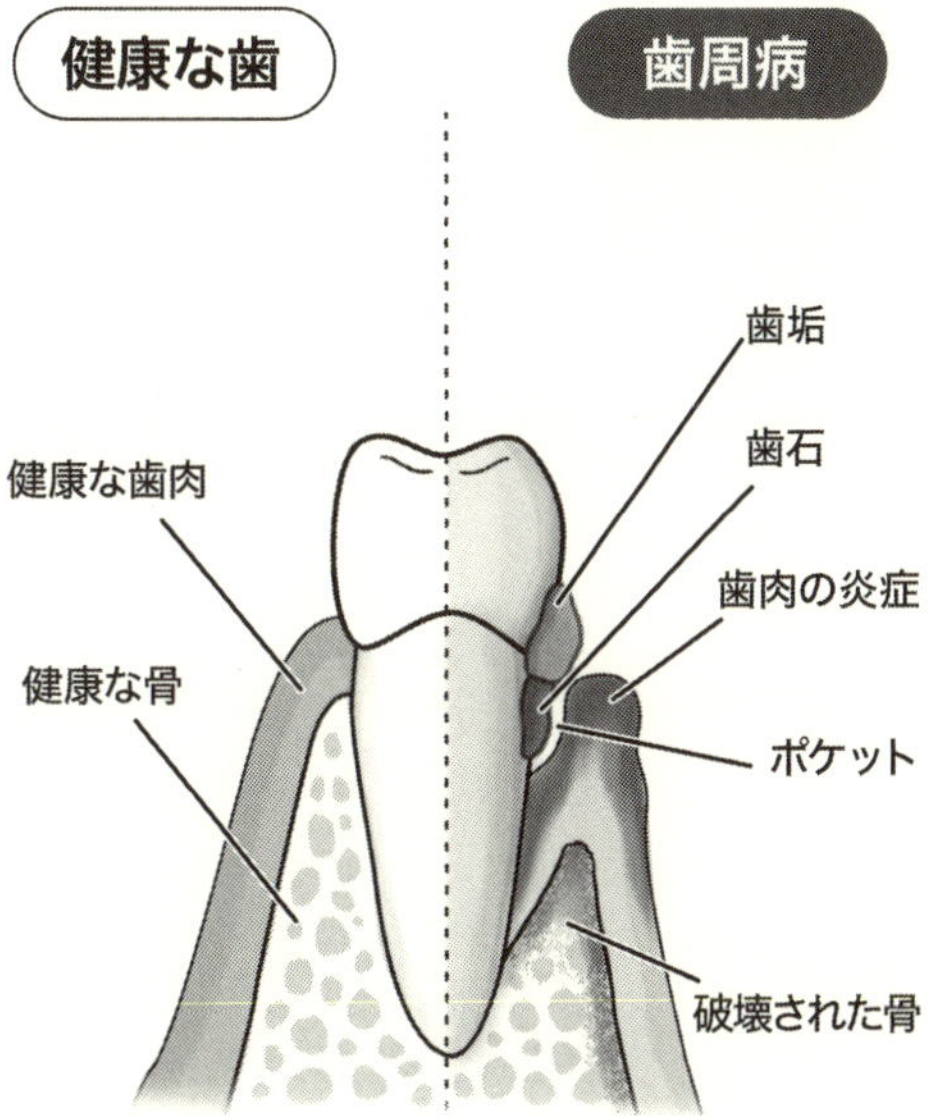

この口腔内フローラを整える食材のひとつに「発酵食品」があります。「納豆」は免疫力をより高める有力な食材として注目されます。

納豆に含まれる「納豆菌」や「乳酸菌」には、口腔内環境を整える効果が期待できるといわれています。これらの菌がお口の中で増えると抗菌作用がはたらき、歯周病のもとになる細菌を減らす可能性が確認されたという報告があります。

納豆は発酵食品であるのでデキスタラネーゼという酵素を持っており、それにより、プラーク（歯垢）の歯への粘着成分であるデキストランを分解し、歯への付着を抑える効果があるのです。

さらに、納豆に含まれるビタミンKは歯ぐきからの出血を改善してくれます。月に1回以上、納豆などの発酵食品を食べない人は歯周病になってしまうリスクが高まるという報告もあります。

歯科医の研究によると、納豆菌を水で薄めた水溶液をうがいで使った場合には、治療用うがい薬でうがいをした場合と比較すると、歯周病の改善効果が3倍にも上ったとのことです。

納豆には歯周病の予防・改善効果があるということです。

「納豆」には強力な抗菌作用が。O‐157予防効果も

納豆をよく食べる子はO‐157に感染しにくかった

梅雨時から夏にかけては、気温と湿度の両方が上昇し、細菌が繁殖しやすくなります。それだけに1年で最も食中毒に気をつけなければならない時期といえます。厚生労働省によると50年以上にわたり、毎年2万5000人～4万人もの食中毒患者が発生しています。原因の大半は、細菌性なので、細菌をいかに繁殖させないようにするかが予防のポイントになります。

その細菌のなかでも、「O‐157（病原性大腸菌）」は毒性が強い代表的な食中毒を引き起こす細菌で、感染力も強いため、特に注意が必要です。

O‐157はベロ毒素という強力な毒素を出し、感染すると血管に害が及び、赤ちゃんや体力の弱っている高齢者などは、脳や腎臓がおかされ、最悪の場合は、死に至るほどの重症になることさえあります。

納豆には、集団食中毒で死者まで出したことのある、この病原性大腸菌O‐157に対する予防効果があります。

納豆菌が、O‐157に対して、なぜ抑制作用があるのか、まだ不明の点もありますが、食中毒を引き起こす有害菌に対し、納豆菌が複数の抗菌物質をつくり出すためではないかといわれてい

ます。

納豆菌が生み出す抗菌物質のひとつにジピコリン酸があり、この物質が病原性大腸菌に対して、強烈な抑制力を発揮しているのではないかと考えられています。ジピコリン酸などの抗菌物質の効果は、時間がたってもほとんど低下することはなく、腸内でも持続することがわかっています。

倉敷芸術科学大学の須見洋行名誉教授の研究によると、173ページの図のように、O-157を単独で培養した場合に比べ、納豆菌を混合した場合には、4日後にはO-157が完全消失していることがわかります。納豆菌の抗菌活性により、O-157の繁殖が強力に抑制されているということです。

また、岐阜市医師会が、O-157の集団感染が認められた小学校の児童の生活行動を調査したところ、発酵食品や乳酸菌のうち、みそ汁やヨーグルトに予防効果は認められませんでしたが、納豆をよく食べる（週3回以上）生徒の保菌・発病率（菌陽性有症者率）は7・5%で、まったく食べない生徒（同21・1%）の約3分の1と低かったことがわかっています。

納豆菌の持つ抗菌活性、つまり悪い菌の増殖を抑制する力（悪い菌に対抗する力）は、さまざまな食中毒を引き起こす他の細菌に対しても同じように発揮されると考えられます。

納豆はさまざまな健康効果を持っていますが、食中毒の救世主となる食材のひとつとしても期待されるのです。

納豆菌はO-157の増殖をストップさせる

納豆菌を「O-157」に混ぜて培養すると、完全に消失することがわかりました。

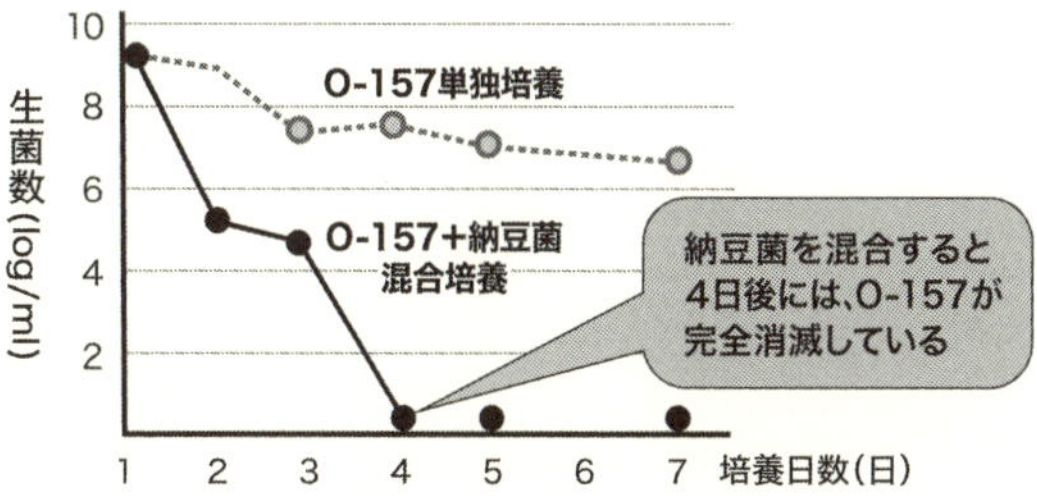

※倉敷芸術科学大学・須見洋行名誉教授ほか「納豆の病原性大腸菌(O–157)に対する抗菌効果」より

納豆をよく食べる小学生はO-157にかかりにくい

納豆を週に3回以上食べる小学生は、食べない小学生に比べO-157の保菌・発病率が3分の1だったという報告があります。

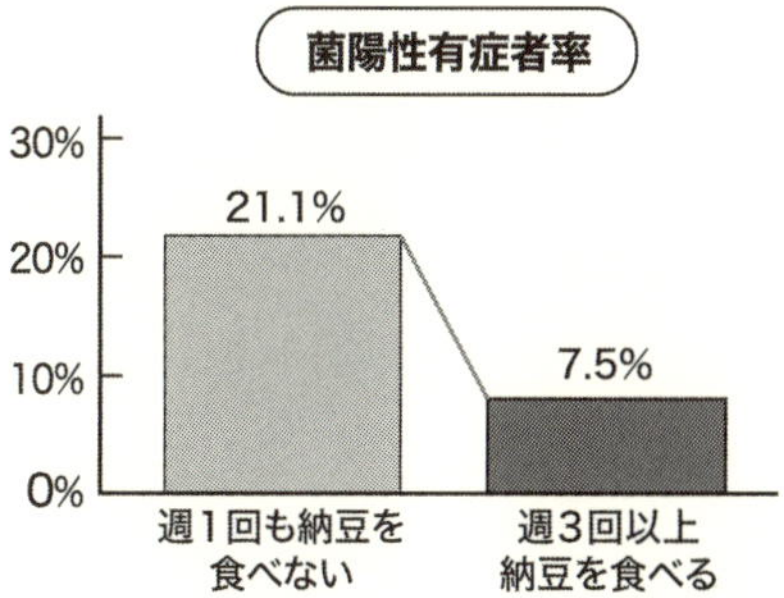

※岐阜市医師会調査より

「納豆」の「レシチン」「ナットウキナーゼ」には神経伝達物質を活性化する健脳効果があり、認知症予防効果が

納豆をよく食べている60歳未満の女性は認知症リスクが低下

大豆食品に含まれるイソフラボンには、認知機能や記憶の改善に効果があるという報告があり、大豆食品を食べることが認知機能の低下やアルツハイマー病を予防するのに役立つ可能性があるとされています。

また、大豆の発酵食品である納豆には、納豆の発酵過程で納豆菌が産出するナットウキナーゼやポリアミンといった酵素も多く含まれ、いずれも動物実験などで認知機能の低下を予防する効果が示されており、健康増進や抗加齢に有効だと考えられています。

国立がん研究センターなどの研究グループが大豆製品、個別の大豆食品（納豆、みそ、豆腐）・イソフラボンの摂取量とその後の認知症リスクとの関連を調べた結果、特に60歳未満の女性では、納豆摂取と認知症リスク低下との関連が有意にみられました。60歳以上の男女ではリスク低下は見られませんでしたが、60歳未満の女性で納豆をよく食べている人の認知症リスクが低下したことは明らかです。

また、認知症の原因のひとつに、神経伝達物質（特に記憶に関係の深い物質）であるアセチルコリンの減少が挙げられます。

納豆をよく食べている女性は
認知症リスクが低下

国立がん研究センターが行った調査の結果、納豆をよく食べている60歳未満の女性の認知症リスクが低下することがわかりました。

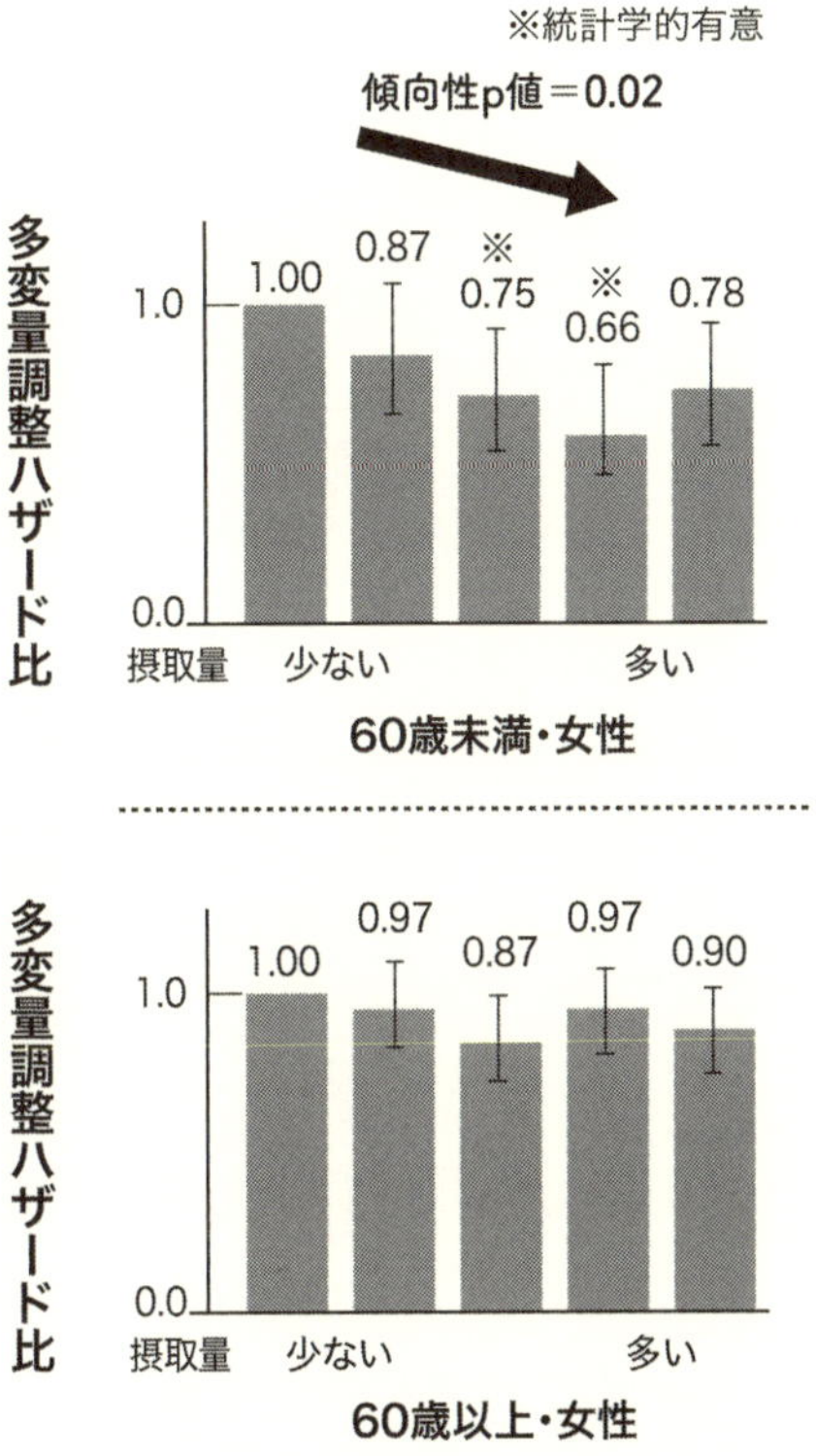

※国立がん研究センター　多目的コホート研究
「大豆製品摂取と認知症リスクとの関連」より

アセチルコリンをつくるためにはレシチンを増やす必要がありますが、このレシチンには認知症を予防する効果が見られ、そのほかに記憶力や学習能力を高める効果もあるようです。

日頃からレシチンをしっかり補給することで、アセチルコリンという記憶に関係した神経伝達物質の生成を促進し、アルツハイマー病や認知症を予防し、記憶力を維持して学習能力を向上させて、脳細胞の破壊を最小限に抑えることができます。

納豆にはレシチンがたっぷり含まれていますから、認知症予防のためにも納豆を積極的に食べましょう。

「納豆」には糖尿病に効果のあるＤＰＰ４阻害物質が含まれていることが判明

太りすぎるとＤＰＰ４が体内で多くつくられ血糖値が下がらなくなる

糖尿病治療薬として最近よく使われるようになった薬にＤＰＰ４阻害薬があります。

食事を摂ると消化管から分泌され、膵臓からのインスリン分泌を促進するホルモンがインクレチンです。血糖値を下げるホルモンであるインスリンの分泌を促すため、インクレチンは糖尿病治療の味方となるホルモンともいえます。ＤＰＰ４はインクレチンを分解し活動できない状態にしてしまう酵素であり、ＤＰＰ４阻害薬は、ＤＰＰ４のホルモン分泌を抑えることによってインクレチンを守り、インスリンの分泌を促進する作用があります。

太りすぎるとＤＰＰ４が体内で多くつくられるようになってインスリンの分泌が妨害され、血糖値が下がらなくなってしまいます。

このＤＰＰ４のはたらきを阻害する作用を持つ物質が、納豆やしょうゆなどの大豆発酵食品に含まれていることがわかりました。

東京農業大学応用生物科学部醸造科学科の舘博教授らが、納豆から2種類のＤＰＰ４阻害物質を発見したのです。

納豆には血糖値の上昇を防ぎ、糖尿病を予防する成分が含まれていたのです。

「納豆」と一緒に食べると効果が倍増する食材とかんたんレシピ

効果を高める食材は、キムチ、ねぎ、ネバネバ食品、トマト、山いも、しらす

納豆と一緒に食べると効果が倍増する食材は、キムチ、ねぎ、ネバネバ食品、トマト、山いも、しらすです。

キムチには、納豆に含まれる納豆菌と同様に、乳酸菌やビフィズス菌が含まれているため、一緒に摂ると、腸内の善玉菌を活性化させてくれます。

ねぎには、納豆に含まれるビタミンB_1、B_2のはたらきを助ける硫化アリルが含まれています。

オクラやモロヘイヤなどのネバネバ食品には、水溶性食物繊維で、腸内の善玉菌を増やして、納豆とともに腸内環境を改善します。

トマトには、納豆に不足しているビタミンCと抗酸化作用が高いリコピンが豊富に含まれ、抗酸化作用を高めてくれます。

山いもには、でんぷんを分解するアミラーゼなどの消化酵素が多く含まれ、納豆に含まれる栄養の吸収を助けてくれます。

しらすには、カルシウムが多く含まれ、納豆に多いビタミンKと一緒に摂るとカルシウムの骨への沈着を助けてくれます。

納豆＋キムチ
納豆の納豆菌とキムチの乳酸菌、ビフィズス菌の相乗効果で、腸内の善玉菌を活性化

＊材料は1〜2人分の分量。

●キムチ納豆

［材料］
納豆40〜50g（1パック）、キムチ30g、いり白ごま少々、しょうゆ小さじ½〜1、ごま油小さじ¼、万能ねぎ（輪切り）少々

［作り方］
納豆をボウルに入れて軽く混ぜ合わせ、キムチ、白ごま、しょうゆ、ごま油を加えて、さらに混ぜ合わせる。
器に盛り、万能ねぎを散らす。

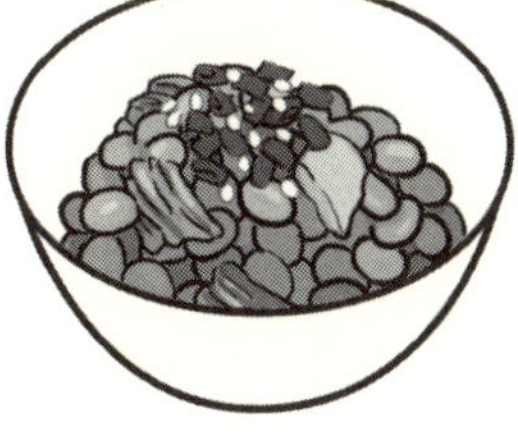

●イカキムチ納豆

［材料］

納豆40〜50g（1パック）、イカ（刺身用）20g、

キムチ30g、万能ねぎ（輪切り）少々

［作り方］

納豆をボウルに入れて軽く混ぜ合わせ、

細切りにしたイカとキムチを加えて、さらに混ぜ合わせる。

器に盛り、万能ねぎを散らす。

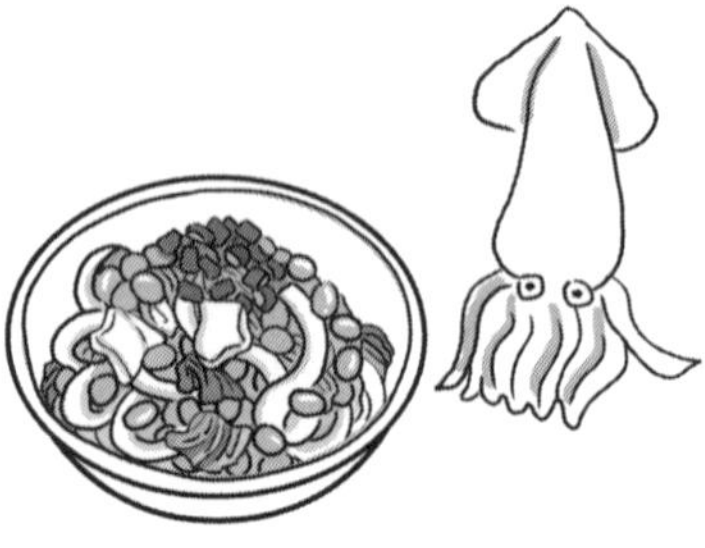

●キムチ納豆チャーハン

［材料］
ご飯200g、卵1個、納豆40〜50g（1パック）、
キムチ30g、長ねぎ30g、塩小さじ1/3、こしょう少々、
しょうゆ小さじ1/3、油大さじ1/2、万能ねぎ（輪切り）少々

［作り方］
フライパンに油をひいて熱し、卵を溶いて流し入れ、
軽く混ぜ合わせる。
卵がかたまりかけたら、ご飯を入れ、炒め合わせる。
キムチ、粗いみじん切りにした長ねぎを加えて炒め、
さらに納豆を加えて炒め合わせる。
塩、こしょう、しょうゆを入れて混ぜ合わせ、万能ねぎを加えて、ひと炒めする。

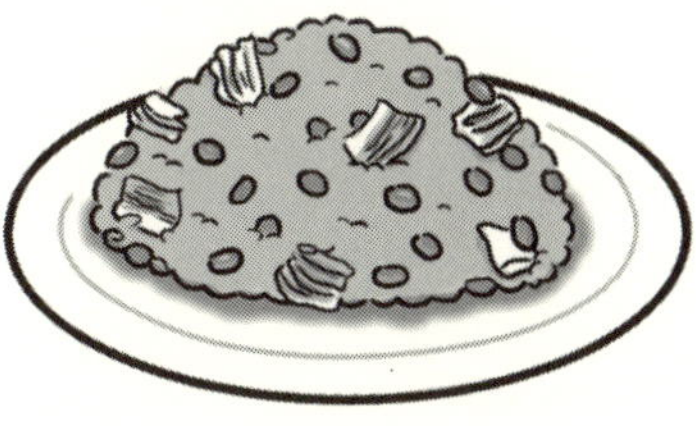

●大根おろしキムチ納豆

［材料］

納豆40～50g（1パック）、キムチ30g、大根おろし20g、しょうゆ小さじ½、ポン酢小さじ½、いり白ごま少々

［作り方］

納豆をボウルに入れ、しょうゆとポン酢を加え混ぜ合わせる。

キムチ、大根おろしを加え、さらに混ぜて、器に盛る。

ごまをかける。

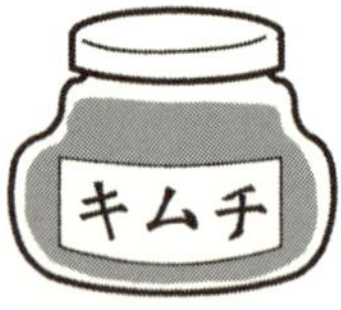

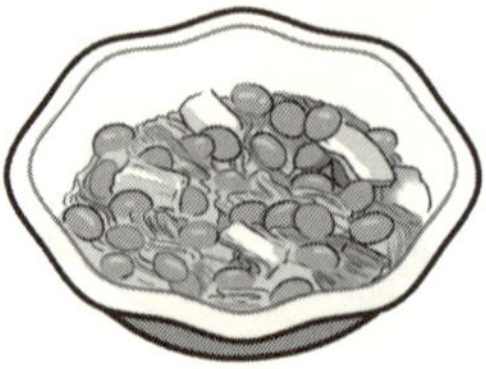

納豆＋ねぎ
ねぎには、納豆に含まれるビタミンB_1、B_2のはたらきを助ける硫化アリルがある

＊材料は1～2人分の分量。

●ねぎ納豆

［材料］
納豆 40～50g（1パック）、長ねぎ 15g、しょうゆ 小さじ½～1、かつお節 少々、練りがらし 少々

［作り方］
長ねぎはみじん切りにする。
器に納豆とねぎを入れ、かつお節を加え、よく混ぜ合わせる。
さらにしょうゆと練りがらしを加えて混ぜる。

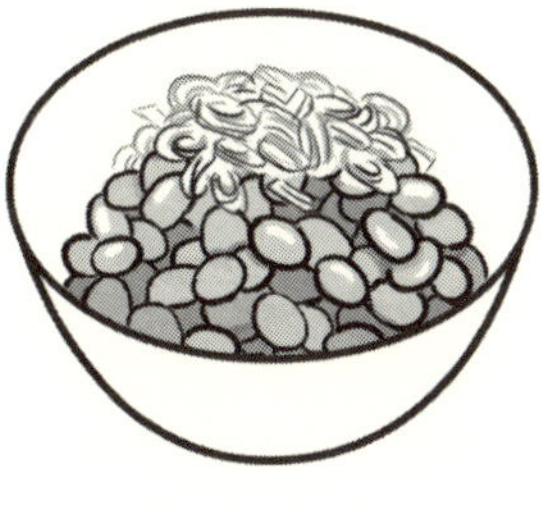

納豆＋トマト
ビタミンCとリコピンが豊富なトマトで抗酸化作用が高まる

＊材料は1～2人分の分量。

●ポン酢でオリーブトマト納豆

［材料］
納豆40～50g（1パック）、オリーブ油 小さじ¼、ごま油 小さじ¼、トマト20g、ポン酢 小さじ1、塩 少々、すり白ごま 少々、万能ねぎ（輪切り）少々

［作り方］

納豆をボウルに入れてよく混ぜる。

トマトは1センチの角切りにする。

納豆にオリーブ油とごま油を入れて混ぜ合わせ、トマトとポン酢を加えて、さらに混ぜ、塩で味をととのえる。

器に盛り、白ごまと万能ねぎを散らす。

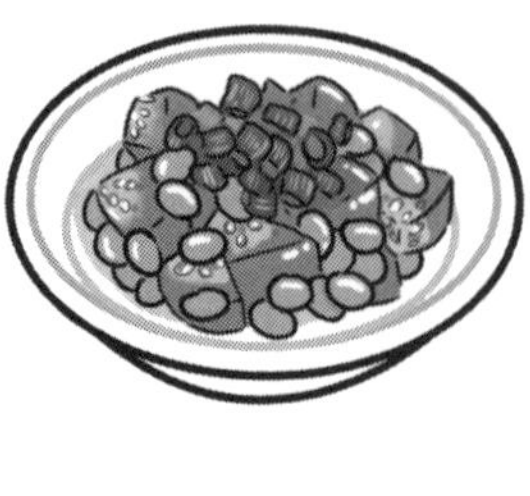

納豆+ネバネバ食品
ネバネバ食品に含まれる水溶性食物繊維は、腸内の善玉菌を増やして腸内環境を改善

*材料は1~2人分の分量。

●オクラ納豆

[材料]
納豆40~50g(1パック)、オクラ 1本、長ねぎ 10g、しょうゆ 小さじ2、かつお節 少々

[作り方]

納豆をボウルに入れてよく混ぜる。

オクラは塩少々(分量外)をつけて板ずりし、うぶ毛を取り除く。熱湯に入れて約1分間ゆで、冷水にとって小口切りにする。

長ねぎは粗いみじん切りにする。

納豆にオクラ、ねぎを加え、しょうゆとかつお節を入れて、よく混ぜ合わせ、器に盛る。

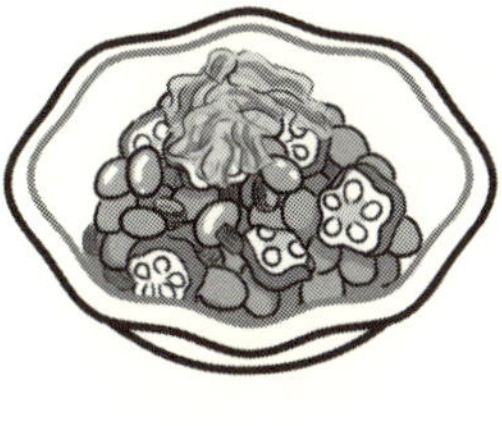

●モロヘイヤと納豆のネバネバ和え

［材料］
納豆40～50g（1パック）、モロヘイヤ30g、
めんつゆ小さじ2、いり白ごま少々、海苔少々

［作り方］
納豆をボウルに入れてよく混ぜる。
モロヘイヤは熱湯でさっとゆでて冷水にとり、
根本を切り落として1センチ長さに切る。
納豆にモロヘイヤとめんつゆを加え、軽く混ぜて器に盛る。
海苔をちぎってのせ、白ごまを散らす。

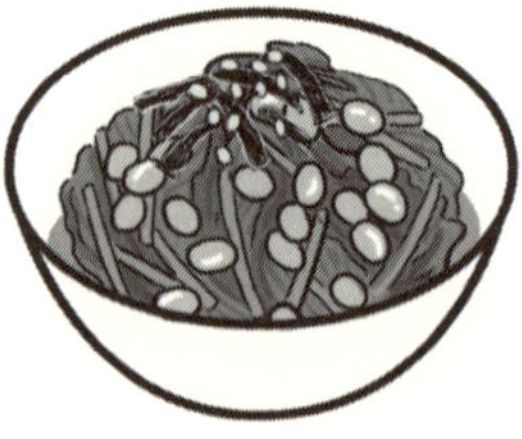

納豆＋山いも
山いもに含まれる消化酵素が、納豆の栄養吸収を助けてくれる

＊材料は1～2人分の分量。

●とろろ納豆

［材料］
納豆 40～50g（1パック）、山いも 30g、しょうゆ 小さじ1、練りがらし 少々、万能ねぎ（輪切り）少々

［作り方］
納豆をボウルに入れよく混ぜる。
山いもはすりおろす。納豆に山いもを合わせてよく混ぜ、しょうゆ、練りがらしを加えてさらに混ぜ合わせる。
器に盛り、万能ねぎを散らす。

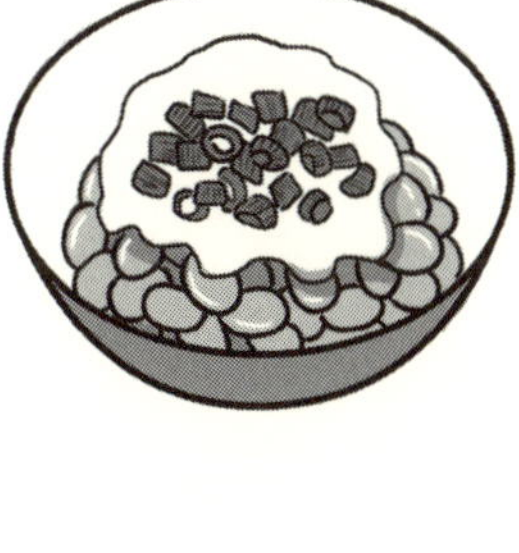

納豆＋しらす　納豆のビタミンKと一緒に摂るとカルシウムの骨への沈着を助ける

＊材料は１～２人分の分量。

●しらす納豆

［材料］

納豆40～50g（１パック）、しらす（釜揚げ）15g、しょうゆ小さじ½、練りがらし少々

［作り方］

納豆をボウルに入れ、しょうゆ、練りがらしを入れて、よく混ぜる。

器に盛り、しらすをのせて、軽く混ぜる。

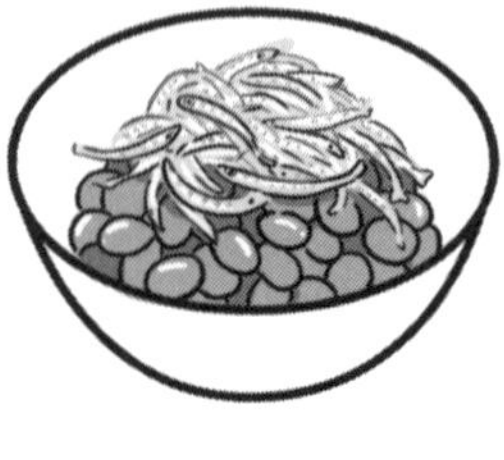

PART 5

「酢納豆」で肥満も糖尿病も高血圧も治った人が続々

〈62歳男性〉
ヘモグロビンＡ１ｃが7・8から5・4まで下がったＡさん

60歳をすぎたころから体を動かすことがおっくうになっていたＡさん。

健康診断でヘモグロビンＡ１ｃが上昇し、近くのクリニックを受診。そこで、血糖降下剤の服用を指示されるも、自分の力で改善したい思いが出てきました。

同時に、当クリニックを受診。私から酢納豆をすすめられ、開始。

その結果、ヘモグロビンＡ１ｃが、自分でも思いがけないほど改善、正常値に。

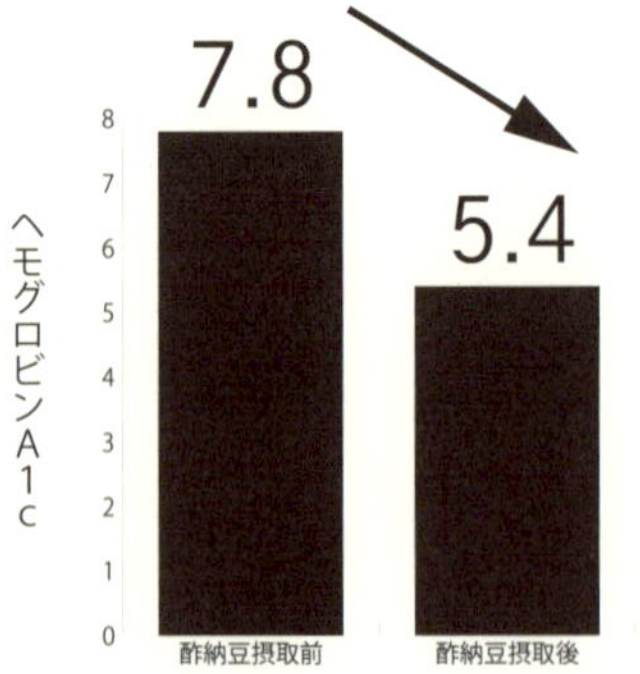

〈58歳女性〉
ヘモグロビンA1cが10・3から6・2まで下がったBさん

55歳をすぎたころから体重が毎年2kgぐらい増え続け、血糖値、ヘモグロビンA1cも悪化しました。

一大決心し、血糖値改善に乗り出しました。

知人から酢納豆をすすめられ、毎日食べ続けたところ、3カ月で改善。体重ばかりか、ヘモグロビンA1cもぐんと下がりました。

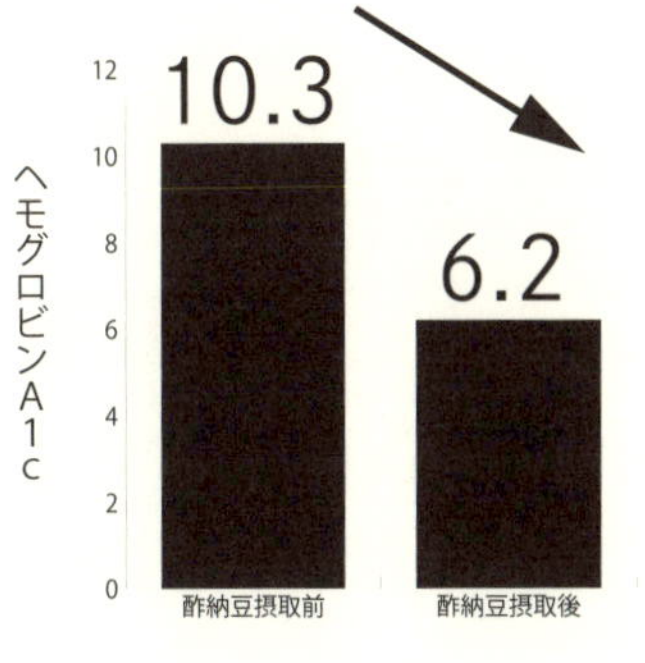

〈54歳男性〉ヘモグロビンA1cが8・6から5・8まで下がったCさん

2年前から過食傾向に。運動不足の影響もあり、みるみる血糖値が上昇。ヘモグロビンA1cも高くなってしまいました。

家族からすすめられ、酢納豆を毎日食べるようにしたところ、血糖値もヘモグロビンA1cも3カ月でかなり改善。

同時に運動もするように気持ちを切り替えることができたので、さらに改善することが期待されます。

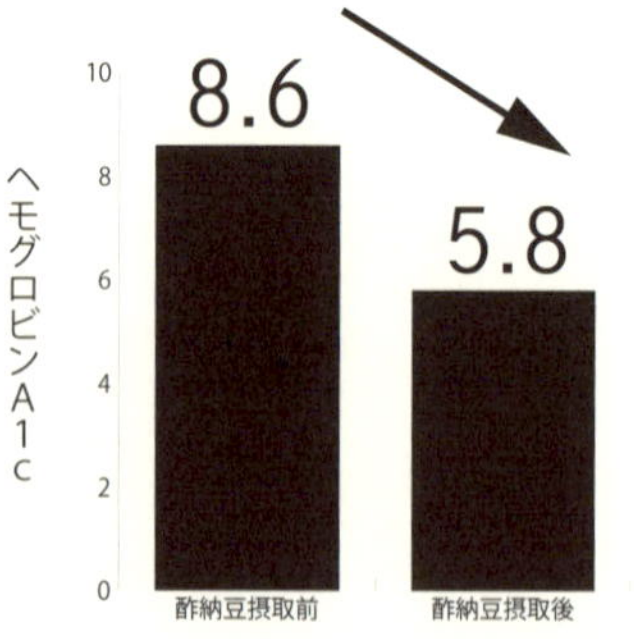

〈68歳女性〉アルブミン値が3・8から4・4まで上がり、足腰が強くなったDさん

アルブミンは筋肉、皮膚、髪の毛、爪のほか、ホルモンや免疫細胞などの原料となる重要なたんぱく質。筋肉を増やすには、アルブミンが4・4g／dℓは必要です。

Dさんは、酢納豆を摂取することによってアルブミンが増加。しかも、1日5回、スクワットを加えたことで下肢の筋肉が増え、足腰が強くなりました。

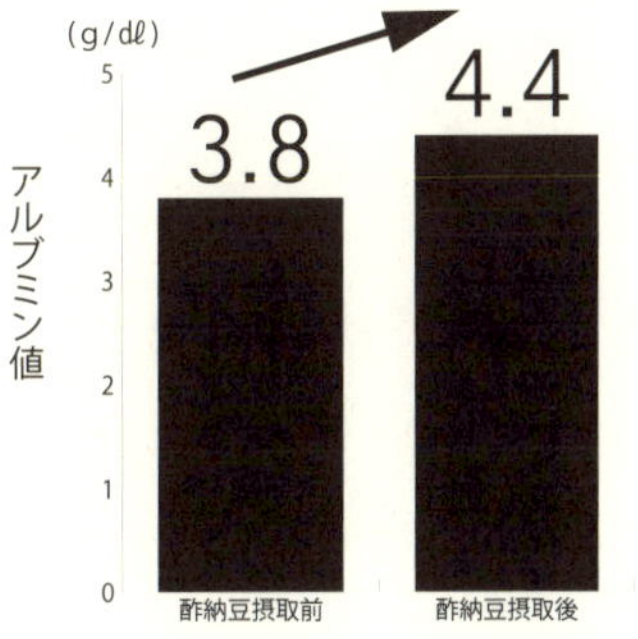

〈71歳男性〉アルブミン値が3・9から4・3まで上がり、足腰が強くなったEさん

最近になって、階段を上るのにも息切れがしていたEさん。

酢納豆を3カ月食べたおかげでアルブミン値がアップ。

そのおかげで、階段を楽に上れるようになるほど足腰が強くなり、元気になりました。

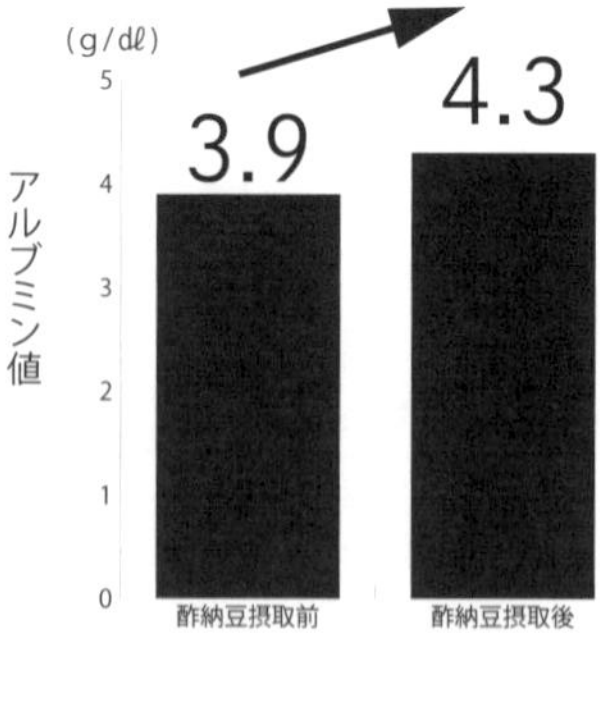

〈63歳女性〉
ALT（GPT）が79から38、AST（GOT）が57から29まで下がり、脂肪肝が治りつつあるFさん

肝臓に過剰な脂肪がとどまる脂肪肝であることを5年前に指摘されたFさん。

食事療法や運動療法を自己流で行いましたが、一向に改善しませんでした。

それが、酢納豆をおすすめしたところ、毎日1回食べるように。これを3カ月続けたところ、いずれも改善傾向を示すようになりました。

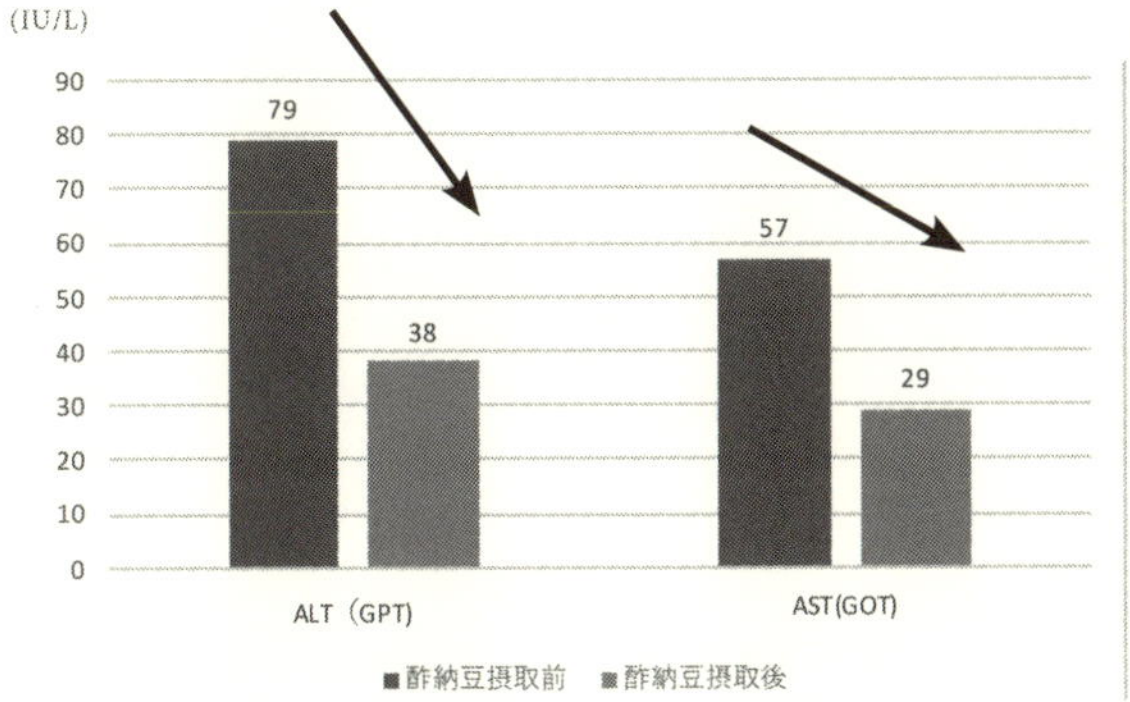

〈59歳男性〉血圧が151／102㎜Hgから134／85㎜Hgへ下がったGさん

10年前から高血圧を指摘されるも、そのまま放置していたGさん。

最近になって頭重感が出現。血圧を測定したところ、151／102㎜Hgにもなっていました。

そこで、酢納豆を習慣にしたところ、3カ月摂取しただけで血圧は降下傾向になりました。

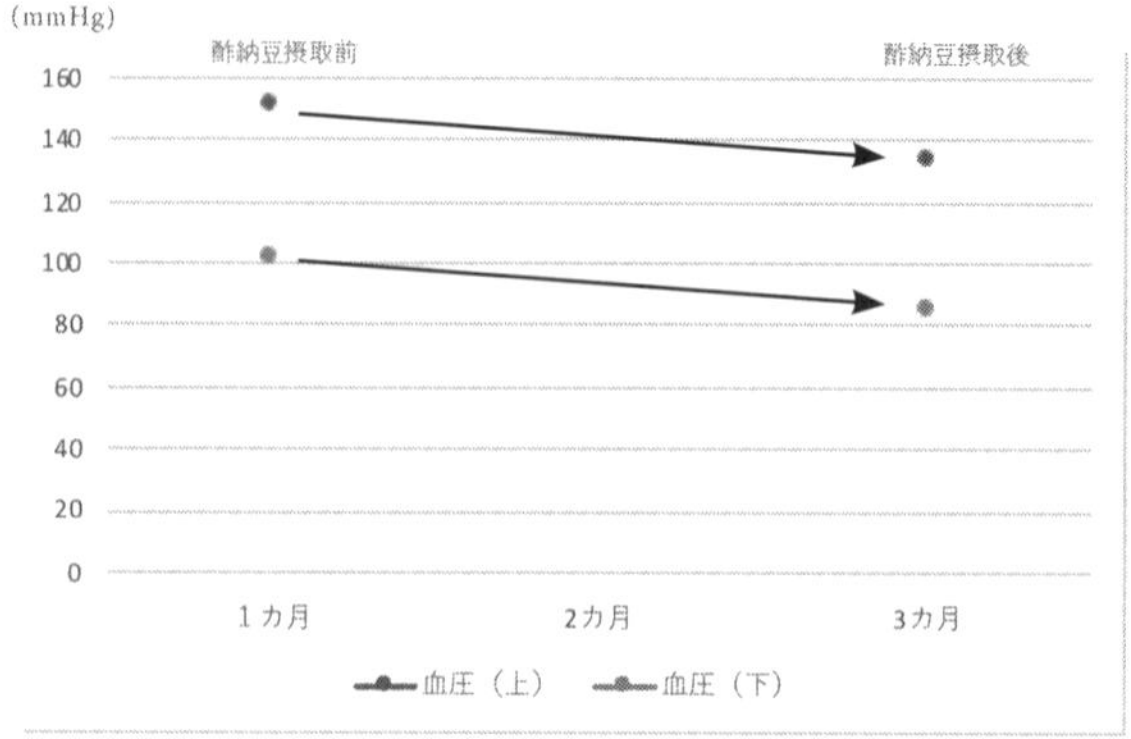

〈66歳女性〉体重が減り、血圧も146／93㎜Hgから120／78㎜Hgへ下がったHさん

健康診断で高血圧を指摘されたHさん。

体重も1年間で3kg増えました。

酢納豆をおすすめしたところ、毎日摂取し始めて3カ月で体重が2kg減り、血圧も低下しました。

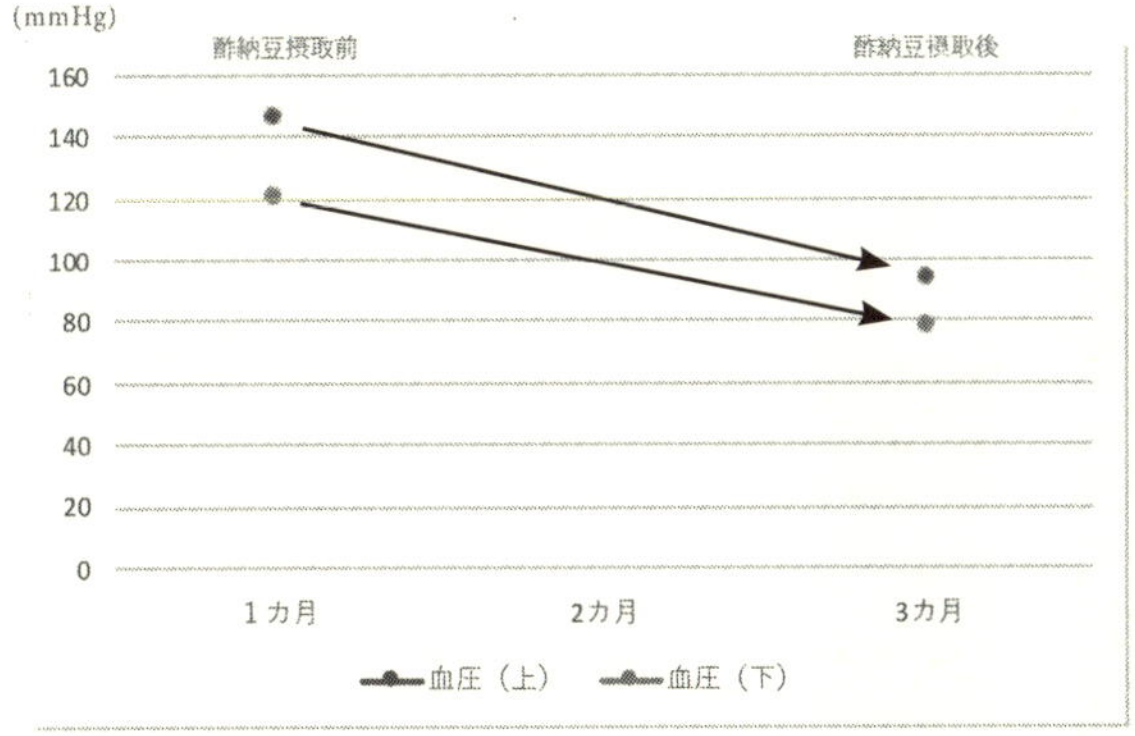

〈64歳男性〉肝機能が改善し脂肪肝がよくなり、糖尿病を示すヘモグロビンA1cが6・4まで改善したIさん

Iさんは、2024年からほぼ毎日欠かさず、筋トレを10分続け、1日7000歩、歩いています。しかし、昼食では麺類が多く、一気に食べてしまう食習慣が直りません。

肝機能を示すAST（基準値10～30IU／ℓ）が53、ALT（基準値10～30IU／ℓ）が63と数値が高く、肝臓に過剰な脂がたまる脂肪肝の状態がなかなか改善しません。

脂肪肝によりインスリン抵抗性が高まり、糖尿病の検査値のヘモグロビンA1cが危険な値である7・9まで上昇しました。

そこで、酢納豆を夕食前に食べるようすすめたところ、1カ月間継続。短期間でAST24、ALT26と脂肪肝が改善し、ヘモグロビンA1cも7・0に低下しました。

さらに酢納豆を継続したところ、2カ月目には、AST20、ALT21、ヘモグロビンA1cが6・4まで改善しました。

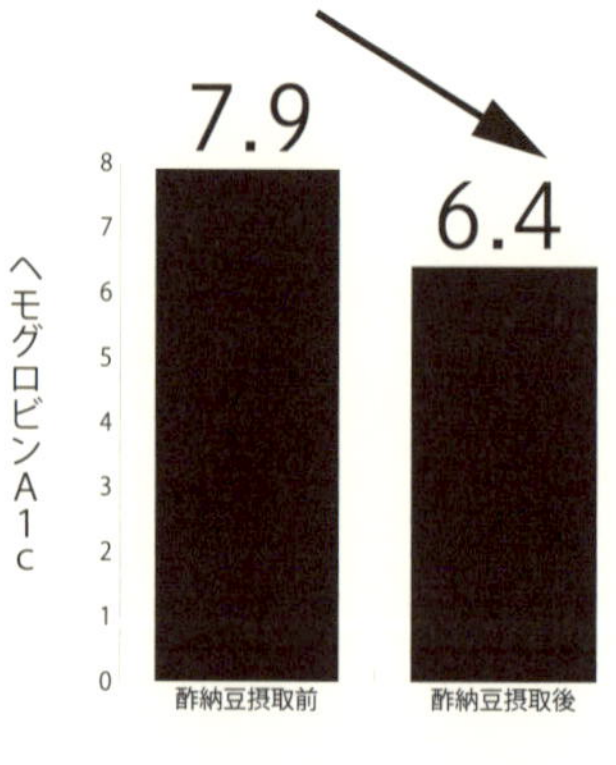

〈68歳女性〉脂肪肝を示す肝機能数値ＡＳＴ・ＡＬＴが軽減したＪさん

３カ月前、軽度の脂肪肝だった肝機能の数値（ＡＳＴ28、ＡＬＴ38）が、運動不足と米・麺などの糖質多めの食習慣のため、ＡＳＴ68、ＡＬＴ83まで急上昇したＪさん。

体内で慢性炎症が起きていることを示す指標であるＣＲＰも１・２とやや高く、動脈硬化が進行中であることを示していました。

診察の際に、食べすぎていた米や麺を10％だけ減らすよう指導（糖質ちょいオフ）。さらに、朝食前に酢納豆をすすめました。

すると１カ月でＡＳＴが36、ＡＬＴが39と短期間で改善傾向を示したのです。

ＣＲＰも陰性化して動脈硬化に対してもいい効果が得られました。

今後も酢納豆を継続することで、脂肪肝は完治（ＡＳＴ

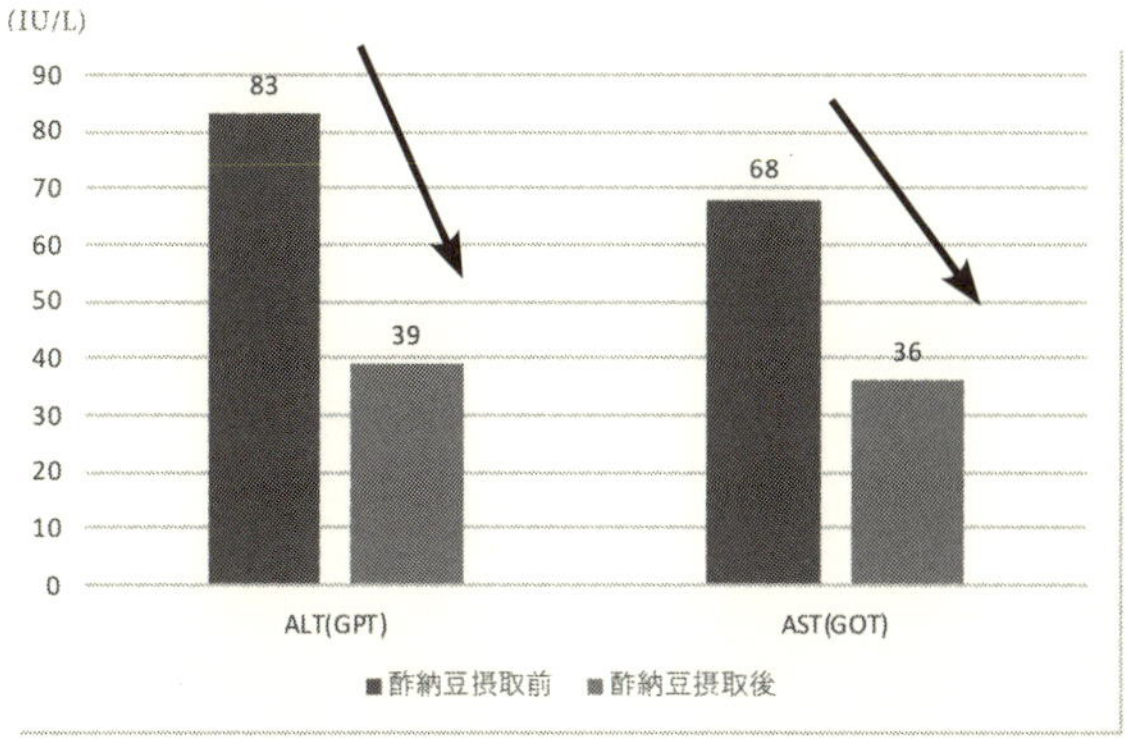

／ALT19以下）するものと考えられます。

索引

【著者紹介】

栗原クリニック東京・日本橋院長

栗原 毅（くりはら たけし）

1951年、新潟県生まれ。北里大学医学部卒業。日本肝臓学会専門医。

前慶應義塾大学特任教授、前東京女子医科大学教授。

現在は、栗原クリニック東京・日本橋院長を務める。

治療だけでなく予防にも力を入れている。「血液サラサラ」を命名したひとり。

著書・監修書に『お茶のすごい健康長寿力 高血糖、高血圧、肥満、内臓脂肪から免疫力、認知症、不眠、イライラまで効く！』（主婦の友社）、『中性脂肪減×動脈硬化予防１日１杯 血液のおそうじスープ』（アスコム）など多数。

カバーデザイン	森裕昌（森デザイン室）
本文デザイン	森デザイン室
イラスト	清水富美江
編集協力	長岡春夫
校正	内藤久美子、田村香苗

知《し》らなかった！ 酢納豆《すなっとう》の力《ちから》

2024年10月17日　第1刷発行

著　者	栗原《くりはら》　毅《たけし》
発行者	林　定昭
発行所	アルソス株式会社
	〒203-0013
	東京都東久留米市新川町2-8-16
	電話　042-420-5812（代表）
	https://alsos.co.jp
印刷所	中央精版印刷株式会社

ISBN 978-4-910512-18-1 C2077